希望大家了解的直肠肛门病变

日本《胃与肠》编委会　编著
《胃与肠》翻译委员会　译

辽宁科学技术出版社
·沈阳·

uthorized translation from the Japanese Journal, entitled
胃と腸　第53巻 第7号
知っておきたい直腸肛門部病変
ISSN: 0536-2180
編集：「胃と腸」編集委員会
協力：早期胃癌研究会
Published by Igaku-Shoin LTD., Tokyo Copyright© 2018

图书在版编目（CIP）数据

希望大家了解的直肠肛门病变 / 日本《胃与肠》编委会编著；《胃与肠》翻译委员会译 . —沈阳：辽宁科学技术出版社，2022.9

ISBN 978-7-5591-2576-7

Ⅰ . ①希… Ⅱ . ①日… ②胃… Ⅲ . ①直肠疾病—外科学—诊疗 ②肛门疾病—外科学—诊疗 Ⅳ . ① R657.1

中国版本图书馆 CIP 数据核字（2022）第 128871 号

出版发行：辽宁科学技术出版社
（地址：沈阳市和平区十一纬路25号　邮编：110003）
印 刷 者：辽宁新华印务有限公司
经 销 者：各地新华书店
幅面尺寸：182 mm × 257 mm
印　　张：7.75
字　　数：155 千字
出版时间：2022 年 9 月第 1 版
印刷时间：2022 年 9 月第 1 次印刷
责任编辑：卢山秀
封面设计：袁　舒
版式设计：袁　舒
责任校对：黄跃成

书　　号：ISBN 978-7-5591-2576-7
定　　价：98.00元

编辑电话：024-23284354
E-mail：lkbjlsx@163.com
邮购热线：024-23284502
胃与肠官方微信：15640547725

《胃与肠》编委会（按五十音图排序）

主编 松本 主之

编者

味冈 洋一　新井 富生　入口 阳介　江头 由太郎　江崎 幹宏　小田 丈二
小泽 俊文　小野 裕之　小山 恒男　海崎 泰治　九嶋 亮治　藏原 晃一
小林 广幸　齐藤 裕辅　清水 诚治　菅井 有　竹内 学　田中 信治
长南 明道　长浜 隆司　二村 聪　平泽 大　松田 圭二　八尾 建史
八尾 隆史　山野 泰穗

专家委员会

主任委员

吕 宾　浙江中医药大学附属第一医院消化内科

委员（按姓氏笔画排序）

丁士刚　北京大学第三医院
王邦茂　天津医科大学总医院消化内科
王良静　浙江大学医学院附属第二医院内科
左秀丽　山东大学齐鲁医院
包海标　浙江中医药大学附属第一医院
杜奕奇　海军军医大学附属长海医院
李景南　北京协和医院消化内科
邹多武　上海交通大学医学院附属瑞金医院
沈锡中　复旦大学附属中山医院
张开光　中国科技大学附属第一医院
张国新　江苏省人民医院
陈卫昌　苏州大学附属第一医院
陈胜良　上海仁济医院消化内科
孟立娜　浙江中医药大学附属第一医院消化内科
侯晓华　华中科技大学同济医学院附属协和医院消化内科
祝 荫　南昌大学附属第一医院
黄智铭　温州医科大学附属第一医院
程向东　浙江省肿瘤医院
戴 宁　浙江大学医学院附属邵逸夫医院消化内科

审校委员会（按姓氏笔画排序）

代剑华　陆军军医大学第一附属医院消化内科
冯晓峰　陆军军医大学第一附属医院消化内科
陈 瑶　陆军军医大学第一附属医院消化内科
周学谦　陆军军医大学第一附属医院消化内科

翻译委员会（按姓氏笔画排序）

王 禾　中国医科大学日语教研室
王立新　中国医科大学日语教研室
刘雅茹　中国医科大学化学教研室
孙明军　中国医科大学附属第一医院消化内科
吴英良　沈阳药科大学药理教研室
张 爽　日本京都大学医学部附属病院放疗科
张晓晔　中国医科大学附属盛京医院肿瘤内科
赵 晶　浙江中医药大学附属第一医院
薛 羚　甘肃中医药大学病理教研室

目 录

希望大家了解的直肠肛门病变

松田 圭二[1]

关键词　直肠肛门病变　肛诊　肛镜　肠镜检查　肛门疾病

[1] 帝京大学外科　〒173-8605 東京都板橋区加賀2丁目11-1
E-mail : keiji@med.teikyo-u.ac.jp

《胃与肠》系列图书中以直肠肛门病变为主题的有5本。在本文中，我想给大家介绍一下该领域的现状以及近期的变化。

在本系列图书1987年的版本中序言里，武藤哲一郎先生指出，“有不少消化科专业医生即便是精通胃肠疾病，但也不擅长直肠肛门病变”。在时隔23年后的2010年7月，就在早期胃癌研究会开始之前，我向参加早期胃癌研究会的医生们提出了一个问题：“当有患痔疮样疾病的患者来院就诊时，大家会如何应对？”，并给出了两个备选答案：“①消化内科的医生用肛镜诊察后诊断为痔疮”“②消化内科的医生不做肛门诊察，直接将患者转往外科”。当请大家举手选择其中的某一项时，结果是②占压倒性的多数。笔者感到愕然！想到如果是这样的话，即便是我们编写了直肠肛门病变方面的图书，大家也不会来读。正因为是平常进行诊疗的患者和疾病，所以我们感兴趣。为了治疗眼前活生生的患者，通过解读文献（最近还通过网络检索）来学习。不进行肛门诊察的医生，既对肛门部病变不感兴趣，也不会感到有学习的必要性。这不是对糖尿病和肾脏疾病等专业医生的调查，而是对消化道领域的专业群体——早期胃癌研究会参加者进行的问卷调查中得到的这个结果，令人感到非常遗憾。

大家会将“因感冒而咽喉痛”前来就诊的患者全部介绍到耳鼻喉科或口腔科吗？我想各位读者医生大多会用手电筒和压舌板来诊察咽喉部，做出感冒这一诊断，然后开药，检查结束。患者在医生检查咽喉后也就放心了。同样的道理，当患者因为肛门疼痛来医院就诊时，首先医生应该用肛镜诊察肛门。肛门毫无疑问是消化道的一部分，在从食物的摄取到排泄的这一消化吸收的过程中，肛门是掌控最后一步的非常重要的部位。与内科还是外科无关，凡是消化科医生都应该诊察这一部位。

我曾听内科医生说过，即便是不做肛镜检查，也应做结肠镜检查。但我想请大家务必从患者的角度来考虑。肛镜检查是在门诊就可以马上实施的检查。另一方面，结肠镜检查需要喝下大量的泻药，上班族还需要调整工作日程，并且费用也不便宜，所以难度更大。首先用肛镜诊察，当考虑是比用肛镜可观察到的范围更靠近口侧存在病变时，建议进行肠镜检查为宜。与内镜不同，通过肛镜压迫、扩大肛门，可以清楚地看到痔核和肛裂。通过肛镜所看到的表现是肉眼所见的病理表现。笔者曾在新潟大学医学部第一病理学教研室受教于渡边英伸先生，他教导我们说：“用自己的眼睛所看到的病理表现很重要。”肛诊是从肉眼所见学习病理表现的绝佳机会。

消化外科医生的数量在减少，我想在没有消化外科医生的医院，消化内科医生也不会少。如果有患者以主诉感觉肛门异常来医院就诊的话，我希望各位读者医生不是马上将患者转给外科，而应认为“这是一个好机会”，首先请作为读者的医生亲自进行诊察。为此我们才策划了本书。在本书中，关于肛门直肠部的解剖和诊察法方面，我们聘请了精通此领域的别府先生执笔。虽然有很多过于详细且专业的关于肛门的解剖和诊察的论文，但这次我们请别府先生面向消化内科医生以通俗易懂的方式撰写了论文，请大家务必要认真拜读；并且，请各位应从现在开始进行肛门指诊。如果你有床、肛镜（一次性的很容易购得，废弃处理也容易）和手电筒，就能够马上开始肛诊。观察肛门的周围，然后进行指诊，再用肛镜观察肛管即可。如果患者有痔核或肛裂，首先给患者开出痔疮软膏，并向患者说明：“是否需要手术，请到消化外科看专门医生吧。”并让患者预约外科门诊后回家。患者也就暂时放心等待下一次的外科门诊了。若是消化内科医生不对患者进行诊察的话，直到下一次到外科门诊就诊之前，这期间患者每天就会生活在焦虑中。“消化科医生为什么不给我看肛门（消化器官）的病呢？”即使患者有抱怨，那也是完全合理的。我想请各位消化科医生首先从消除肛诊这一障碍开始。

在直肠肛门领域，事实上在学术方面消化内科医生的贡献度在明显增加。当统计本书的直肠肛门病变的论文时，内科医生撰写的论文占全部论文的比例为59%，超过了半数。尤其是消化内科医生的论文中的内镜图像非常漂亮，并且有放大图像和窄带成像（narrow band imaging，NBI）图像的提示，对于仅用肉眼观察的外科医生来说往往能学到很多新知识。“精通直肠肛门病变的消化内科医生”确实在增加。另外，当以“直肠肛门”为关键词检索《医学中央杂志》时，除去会议记录后，选出305篇论文，其中病例报告191篇，诊疗、诊断、检查相关论文有48篇。从疾病类别来看，恶性黑色素瘤最多（180例），其次是癌（22例）、克罗恩病（16例）、性行为感染性疾病（8例）。

近年来，在直肠肛门领域也出版了临床指南。2014年，发布了《肛门疾病（痔、肛瘘、肛裂）诊疗指南》，其中记载有，在肛门疾病中痔占60%、肛裂占15%、肛瘘占10%，这三大疾病占总数的85%。2015年，发布了《胰腺、消化道神经内分泌肿瘤（neuroendocrine tumor，NET）诊疗指南》，其中记载了直肠NET的处置。2017年，发布了《慢性便秘诊疗指南》。便秘患者的比例为2.6%～4.9%，由于人口老龄化的影响，预计今后会急剧增加。

从大肠外科的大家，现在在痔的分类中也在使用其名字命名的Goligher先生的名著*Surgery of the Anus Rectum and Colon*的书名也可以看出，先提出肛门（anus），传递出“肛门是最为重要的”这一信息。该书由27章构成，而其中有15章（占56%）是关于肛门的著述。伴随着诊断学和治疗学的进步，肛门的重要性越来越突出。肛门诊疗并非外科医生的“专利”，希望内科医生也积极地参与进来，指出外科医生没注意到的地方。如果能相互提高的话，对苦于直肠肛门病变的患者来说将是一个福音。

希望大家不是把本书放置在书房中书架的角落里，而是放在门诊和内镜室等随时可以使用的地方。如果能在临床现场把本书使用到满是手垢或皱褶，那将是本书的幸运了。

参考文献

[1] 日本大腸肛門病学会. 肛門疾患(痔核·痔瘻·裂肛)診療ガイドライン. 南江堂, 2014
[2] 日本神経内分泌腫瘍研究会(JNETS). 膵·消化管神経内分泌腫瘍(NET)診療ガイドライン. 金原出版, 2015
[3] 日本消化器病学会関連研究会 慢性便秘の診断·治療研究会. 慢性便秘症診療ガイドライン. 南江堂, 2017
[4] Goligher JC. Surgery of the Anus Rectum and Colon, 4th ed. Bailliere Tindall, London, 1980

希望大家了解的直肠肛门的解剖和诊察法

别府 理智子[1]
山下 理沙子
山口 良介
篠原 彻雄

摘要●肛门是消化道的最末端，与消化道诊疗相关的医生不管是外科医生还是内科医生都有必要掌握最低限度的相关知识。本文对很少进行肛门诊疗的消化内科医生在日常诊疗中应该了解的直肠肛门的解剖、直肠肛门的诊察法、代表性的肛门疾病以及简单的治疗方法进行概括介绍。

关键词 肛门诊察 直肠肛门的解剖 诊察法

[1]福岡歯科大学総合医学講座外科学分野 〒814-0193 福岡市早良区田村2丁目15-1
E-mail : beppu@college.fdcnet.ac.jp

前言

“痔”作为肛门疾病是日常生活中经常遇到的疾病。但是，由于其诊断治疗大多是在肛门专科的医疗机构进行，就连消化外科医生接受肛门疾病教育培训的机会都很少，对于消化内科的医生来说更是如此。话虽如此，因为肛门是消化道的一部分，不言而喻，消化内科医生也必须掌握最低限度的相关知识。

本文以接触肛门疾病机会少的消化内科医生为对象，介绍基本的肛门部的解剖、诊察方法、向消化外科医生转诊的时机等在临床上能立即发挥作用的知识。

直肠肛门的解剖（图1）

1. 肛管

肛管（这里指外科的肛管）是整个消化道的末端部，是从直肠膨大部变窄的耻骨直肠肌附着部上缘到肛缘2.5～4 cm长的部位。在距肛缘1.5～2 cm的上方有齿状线存在，其上方起源于内胚层，下方起源于外胚层，血管和神经支配也不同。直肠与肛管相连接的部位叫作肛直线（Hermann线），从那里到齿状线有称为肛门柱的一系列纵行的隆起。在齿状线上存在开口于肛门小窝的肛门腺，与肛瘘的产生有关。另外，解剖学上的肛管被定义为从齿状线到肛缘。

2. 肛管及其附近的上皮

一直到肛门柱上缘（肠直线）是圆柱上皮构成的直肠黏膜，逐渐过渡到复层立方上皮（移行带上皮）。从齿状线到肛缘的肛门上皮是不含汗腺、脂腺、毛囊等皮肤附属器的复层扁皮上皮，其外侧的肛门周围皮肤是伴有皮肤附属器的复层扁皮上皮。

3. 肛管及其附近的肌肉、支配神经

在肛管及其附近有肛门内括约肌、肛门外括约肌、提肛肌。

肛门内括约肌是直肠环行肌层的下端增厚形成的、受自主神经支配的不随意性的平滑肌，主要参与排便时的无意识的控制。肛门外括约肌是包绕肛门内括约肌样存在的受躯体运动神经支配的随意性的横纹肌，主要参与排便时的有意识的控制。提肛肌之一的耻骨直肠肌负责将直肠向

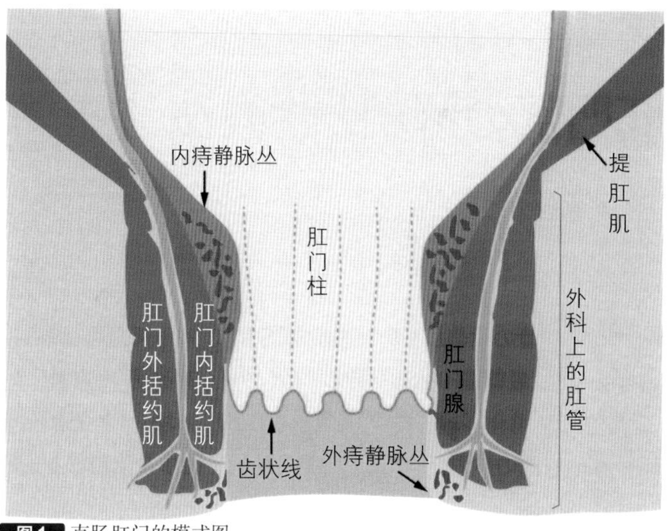

图1 直肠肛门的模式图

前方牵拉，承担调节大便排出的作用。

4. 直肠肛门的动脉分布

分布于直肠和肛管的动脉是直肠上动脉、直肠中动脉、直肠下动脉。由肠系膜下动脉末梢形成的直肠上动脉主要分布于直肠膨大部。从髂内动脉分支出来的直肠中动脉（有时缺如）分布于直肠下段。从髂内动脉以及阴部内动脉分支出来的直肠下动脉分布于肛门括约肌和肛门周围的皮肤。直肠上动脉的末端分支（右前支、右后支、左外侧支）影响着内痔的发生。

5. 直肠肛门的静脉分布

挨着“同名”的动脉的静脉有直肠上静脉、直肠中静脉、直肠下静脉。直肠上静脉的血流向门静脉，直肠中静脉、下静脉的血流向下腔静脉。静脉各自连接形成静脉丛。在靠近齿状线上方有内痔静脉丛，在起到通过轻度膨胀把粪便和气体留存于直肠内的作用的同时，与内痔的发生有关。另外，在靠近齿状线下方有外痔静脉丛，与外痔的发生有关。

肛门的诊察方法

1. 肛门诊察中所需的物品（图 2）

①肛镜（能够准备的情况下）；②一次性手套（未灭菌）；③润滑膏（最好有含表面麻醉剂的和不含的两种）；④纱布（未灭菌）；⑤托盘、脓盆；⑥防水床单（铺在臀部位置）；⑦浴巾（覆盖除臀部以外的位置，对女性诊察时最好有）；⑧照明灯、手电筒（不是必需的）；⑨可升降的诊察床（不是必需的）；⑩数码相机（用于记录和说明，不是必需的）。另外，除专科诊疗机构以外，大多使用带有光源的筒形简易肛镜（**图 3**）。

2. 实际的诊察法

1）问诊

问诊是锁定疾病的重要诊察法。除了主诉、病史、既往史、内服药情况、过敏等一般的问诊之外，有关排便的信息，如果是女性患者的话，应询问有无怀孕和分娩。为确定治疗目标，听取“患者当下最苦恼的事情”。进行问诊时应充分注意保护患者的隐私。

以肛门部的肿胀和脱出为主诉的情况下，询问大小、用手还纳的有无［痔的病期分类（Goligher 分类），**表 1**］；如果肛门痛，询问疼痛的性质；如果肛门出血，询问出血的颜色和性状以及出血量。关于排便方面，询问排便与症状之间的关联、大便的硬度、排便的频率（1 天或 1 周的排便次数）、排便时间。粪便的硬度用 Bristol 粪便性状量表或者“香蕉状”“兔粪样”等易于理解的语言记录。

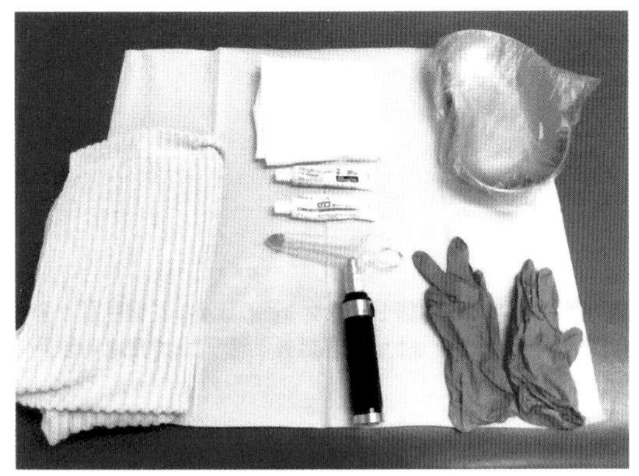

图2 诊察时所需的物品

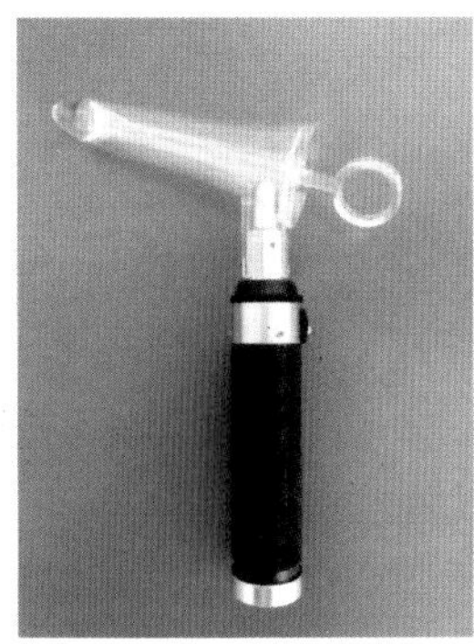

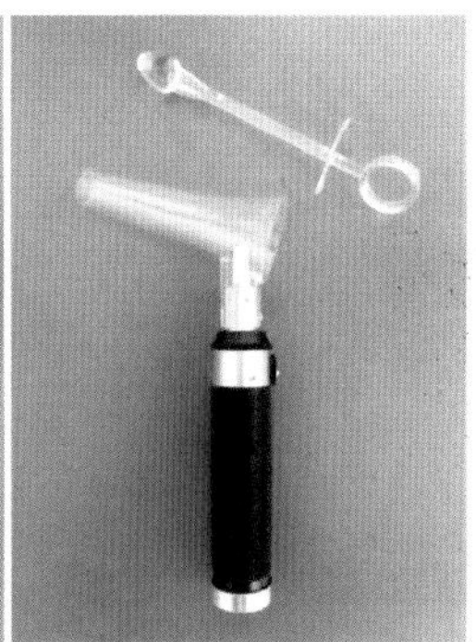

a|b **图3** 带有光源的筒形简易肛镜
a 装有内筒的肛镜。
b 拔去内筒的肛镜。

将各肛门疾病的典型症状列于**表2**中。肛门疾病以齿状线为界，在其下方有疾病存在时会感到疼痛。也就是说，内痔（除了嵌顿痔等）基本上不会令人感到疼痛，但是希望大家记住，肛裂和血栓性外痔大多会令人感到疼痛。

2）检查时的体位

通常采取右利手的医生容易检查的且患者的羞耻感也少的左侧卧位（Sim's 体位，**图4**），但采取其他的体位也没问题。由于在病床柔软的床垫上臀部会沉下去，肛门的检查会很难，所以即使是住院的患者，如果可能，可移动到有硬垫的床上，检查会变得容易。

3）视诊

两手戴"大小合适"的手套。在检查患有感染性疾病的患者时，戴上护目镜和口罩，手套也要戴两层。使患者臀部张开，观察肛缘及其周围皮肤的性状和颜色的变化，以及脱出、肿胀、肿瘤的有无和排脓的有无。

只通过视诊就能诊断的代表性疾病是血栓性外痔（**图5**）、嵌顿痔（**图6**）、直肠脱垂（**图7**）、皮赘（**图8**）。肛裂这种疾病，有时在肛裂附近的肛缘形成小的隆起（哨兵痔），成为诊断的参考。克罗恩病的典型肛门病变的特征是，

表1 痔的病期分类（Goligher 分类）

Ⅰ期	排便时在肛管内膨大，但并不脱出
Ⅱ期	排便时脱出到肛门外，但是排便结束后会自然地还纳
Ⅲ期	排便时脱出，需要用手还纳
Ⅳ期	常常脱出到肛门外，不能还纳

表2 肛门疾病的典型症状

疾病	典型的症状
内痔	无排便时出血、脱出、疼痛。脱出后用手可以将其还纳到肛门内
血栓性外痔	有突然发生疼痛的、大豆大小的肿块。即使想向肛门内还纳，也还纳不回去
肛裂	有突然发生的疼痛以及排便时少量的出血。排便时和排便后会感到阵阵刺痛
肛周脓肿	持续的肛门疼痛和热感。疼痛得无法坐下
直肠脱垂	从肛门出来大块红色的肠组织。不痛。当坐下或一挤压时会马上缩回去，当一站起来时还会出来
皮赘	在肛门周围有软而小的隆起。不痛。即使想还纳到肛门内，也还纳不回去

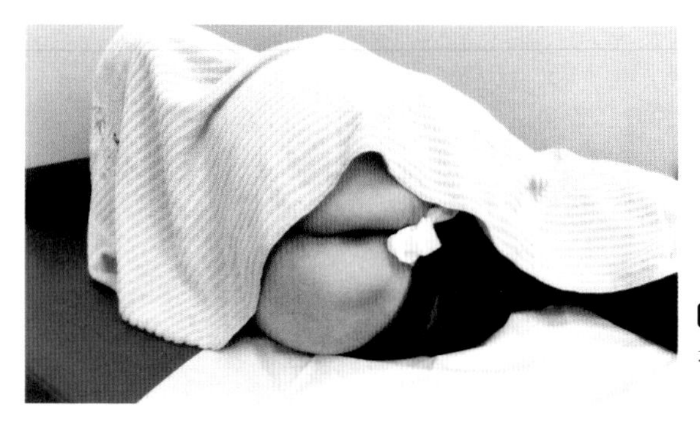

图4 Sim's 体位。采取使臀部稍微突出样的左侧卧位。通过用浴巾或毛毯盖住臀部以外的部位，患者的羞耻感会减轻

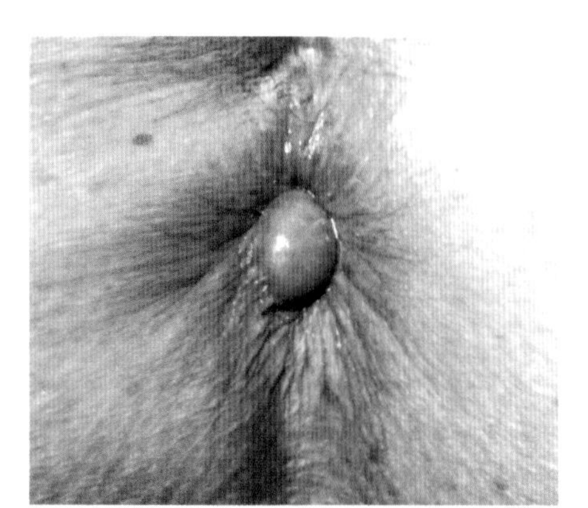

图5 血栓性外痔。可以透见暗紫色的血栓

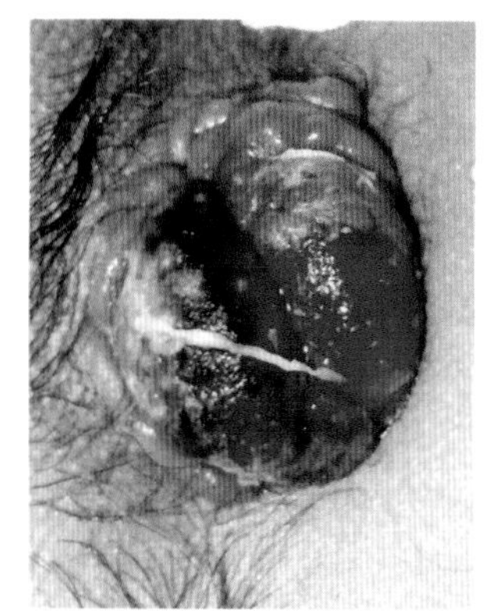

图6 嵌顿痔。内痔脱出、肿胀，变得不能被还纳回肛门内。产生血栓，伴有剧烈的疼痛

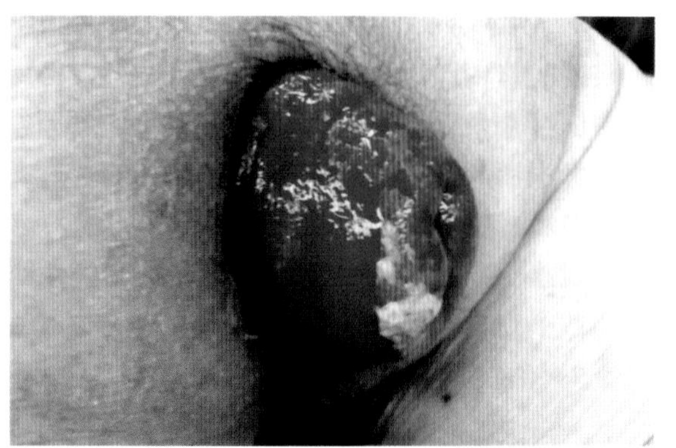

图7 直肠脱垂。直肠全层反转脱出到肛门外。在高龄女性中多见。原则上不伴有疼痛

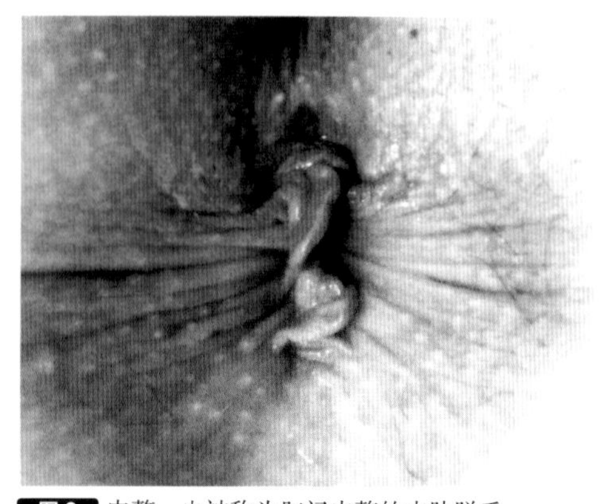

图8 皮赘。也被称为肛门皮赘的皮肤脱垂

有着复杂而大的瘘孔、水肿状的皮赘、溃疡面积很大的肛裂等多种多样的临床表现（**图9**）。Whitehead 肛门（**图10**）是由过去进行的痔疮手术所产生的特征性的术后创面，在年轻时做过痔疮手术的高龄者中偶尔可以看到。

尽管主诉有脱出，但在检查时无明显临床表现的情况下，最好请患者和家属用数码相机拍照脱出时的患部。医生在拍照患部时一定要征得患者的同意。如果没有同意就拍照的话，有时会发生纠纷。

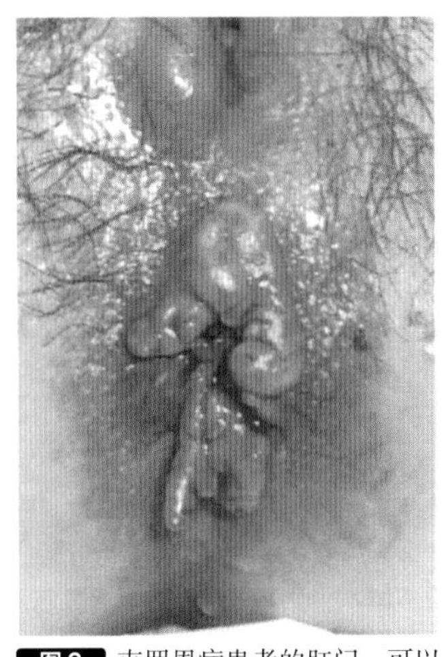

图9 克罗恩病患者的肛门。可以看到有肛瘘、肛裂、水肿状皮赘等多种多样的临床表现

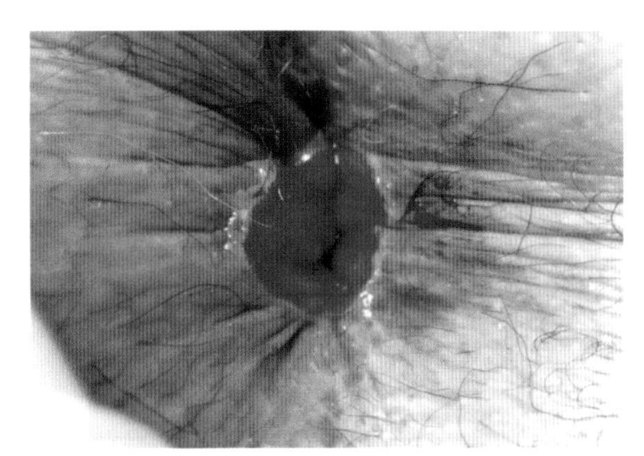

图10 Whitehead 肛门。过去进行痔疮手术的术后创面。由于将直肠黏膜和肛门周围皮肤进行环状缝合，所以呈这样的肉眼表现

4）触诊

由于患者所说的“屁股”是指臀部的广泛范围，因此在这时要确认患者所说的症状是否在肛门部。在触摸肛门前要先打声招呼，检查患病部位、压痛、硬结、肿瘤、波动的有无。如果在肛门周围伴有发红、压痛的硬结，怀疑是肛周脓肿；如果有索状的硬结并在其末端有排脓的部位，则怀疑为肛瘘。

5）肛门指诊

触诊之后，用食指检查肛缘、肛管、直肠下段。告诉患者插入手指的目的后，将涂有润滑膏的食指“慢慢地”插入肛门内。由于偶尔在肛门、直肠内有异物存在，请小心。

当让患者张开嘴“哈”地呼一口气时肌肉就会放松，变得很容易插入。当把食指一直插入到深处后，一边转动一边一点一点地拔出，观察疼痛(插入时的疼痛和内部的压痛)、隆起、手套上的附着物。在直肠的前面（患者的腹侧），在男性中是触摸前列腺和精囊，在女性中则是触摸子宫颈部；在直肠的后面（患者的背侧）是触摸尾骨。

内痔和肛裂，除了一部分例外，通常通过触诊诊断比较困难。肛裂是以手指从肛缘通过肛管时的疼痛为诊断指标，患者大多说疼痛发生在容易发生肛裂的肛门前侧和肛门后侧。肛瘘的诊

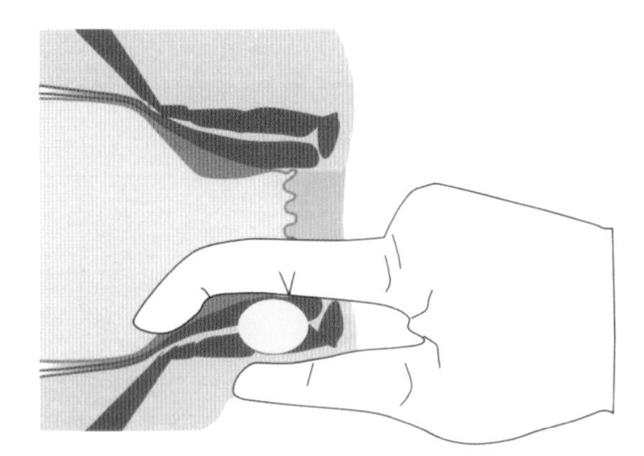

图11 双指诊。用食指和拇指夹住肛管部的检查手技

断用双指诊（**图11**）是有用的，可以触摸到脓肿和原发灶，以及瘘管的硬结和肿瘤。另外，脓肿期在硬结部伴有剧烈的疼痛。肛瘘的进展路径复杂，当进展到直肠周围时，有时在直肠内部可以触摸到伴有钝性压痛的硬结。还有，在排脓到肛管内部的情况下，手套上会附着有脓汁。

在大多数晚期癌（低位直肠癌、肛管癌）患者中能触摸到无痛的不规则形的硬隆起。由于是晚期癌的特征性表现，如果手指能够达到的话，通过指诊是可以诊断的。对以粪便上附着血液和进行性便秘为主诉的患者，在指诊时要特别注意，不要漏诊癌的存在。

对于肛门息肉（**图12**）和直肠息肉，指诊

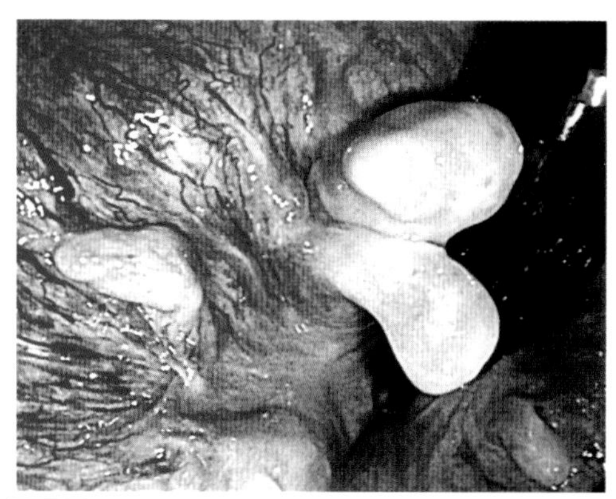

图12 肛门息肉的下消化道内镜反转图像。当肛门息肉变大时会向肛门外脱出

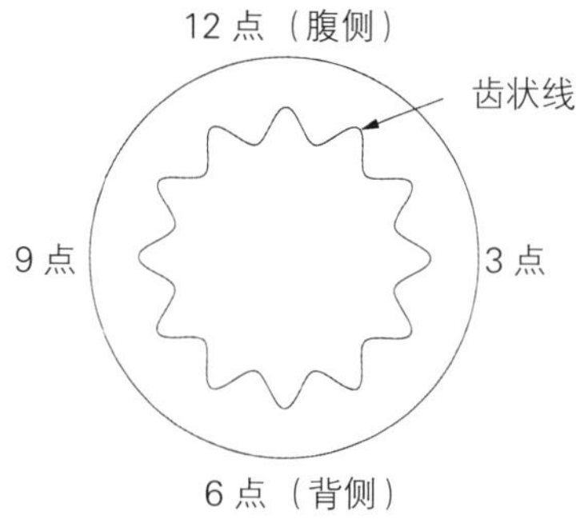

12点（腹侧）
齿状线
9点
3点
6点（背侧）

图13 肛门略图。写病志时，在这样的略图上记载观察结果比较容易理解

也有用。在肛门息肉患者中，可以触摸到齿状线附近的有弹性的硬（硬邦邦的触感）而表面平滑的隆起；在直肠息肉（腺瘤）患者中，与癌和肛门息肉相比，可以触摸到比较柔软的隆起。

作为产生肛门疼痛的内科疾病，不可忘记的是粪石梗阻（粪性肠梗阻），以通过指诊在直肠内能触摸到充满的硬便为其特征。因为软便和水样便可以从硬便的缝隙中被排出，被认为是“有排便”而容易漏诊，所以对于主诉“大便排不出来、肛门疼痛”症状的患者，在检查时有必要注意粪石梗阻这一疾病。

在有肛门疼痛这一症状的情况下，最好使用含有表面麻醉剂的润滑膏，但是在即便是这样还是感觉剧烈疼痛的情况下，不要勉强地进行检查。在克罗恩病和慢性肛裂等肛门严重狭窄的情况下，也是同样。

6）肛镜诊

如果可以进行指诊的话，可以过渡到用肛镜的观察。在告知患者后，装上内筒，将涂上润滑膏的肛镜慢慢地插入肛门内。插入后拔出内筒，一边向外拔出肛镜，一边观察直肠黏膜的松弛度、糜烂、溃疡、肿瘤、排脓、出血等。虽然通过内镜反转观察也可以诊断内痔和肛门息肉，但是在病变位置及脱出程度的诊断上肛镜诊更加适合。对于肛裂的检查，肛镜诊也是有用的。由于肛镜诊在门诊可以很容易地施行，所以记住使用肛镜的检查手技会很方便。另外，如果肛镜诊满足适应证的话，可以使用医疗保险报销。

在没有肛镜的情况下，综合上述肛镜以外的诊察结果和下消化道内镜（施行了的情况下）的检查结果进行诊断。

3. 病志中观察结果的记录

假定使患者处于仰卧位，将腹侧作为时钟12点方向、背侧作为6点方向、从检查医生方向看的右侧（患者的左侧）作为3点方向、将其对侧作为9点方向记录观察结果。使用肛门略图（**图13**）在病历上用图记录时容易理解。

应该向专科医生转诊的疾病

这里所说的“专科医生”是指日本大肠肛门病学会的专科医生（Ⅱb：肛门专业）或者在肛门疾病的诊断、治疗方面经验丰富的外科医生。下面列举应该向专科医生转诊的主要的肛门疾病和症状。

- 最好尽早转诊给专科医生的疾病：恶性肿瘤、伴有大量出血的内痔、伴有剧烈肛门疼痛的疾病（嵌顿痔、肛周脓肿等）、伴有排便障碍的肛门狭窄。
- 虽然不急但最好能接受专科医生的检查和治疗的疾病：肛瘘、伴有脱出的内痔和肛门息肉、直肠脱垂、慢性肛裂、肛门狭窄、粪瘘、排便障碍、原因不明的肛门痛。

此外，在不了解诊断/治疗法时、患者希望接受专科医生的诊断时和保守性治疗无效时应该向专科医生转诊。在给专科医生写转诊介绍信时，除一般性的记录事项外，当记录有令患者苦恼的症状和向专科医生转诊的理由时，会使接受转诊的专科医生容易制定诊察和治疗的方案。只要不是恶性疾病或肛瘘（因为长期患肛瘘发生癌变的风险高），即使是直肠脱垂那样明显的疾病，如果患者没有困扰且不希望治疗的话，以随访观察为宜。年轻女性有时会特别在意皮赘，但基本上不需要治疗。

作为参考，在此列举出专科医生进行的代表性的特殊检查。

- 肛门超声：向肛门内部插入超声探头后观察。对肛周脓肿、肛瘘和括约肌断裂等的诊断有用。
- 肛门内压检查：测定肛门内的压力。对便失禁、排便障碍的诊断有用。
- 排便造影（defecography）：注入假便后，观察排便时直肠肛门的活动以及变化。对排便障碍的诊断有用。

内科也可以应对的肛门疾病及其治疗

内痔、血栓性外痔、急性肛裂是在门诊常见的疾病，最好记住这些疾病的简单的治疗方法。虽然这些疾病都是以外用药（痔疮用的软膏和栓剂）为主进行治疗，但在肛裂的治疗中还需要同时进行粪便硬度的调整。

外用药需要根据适应证、组成、剂型、使用方法来区分使用。区分使用含有表面麻醉药和类固醇的制剂是最基本的，在疼痛剧烈的情况下（肛裂等）选择含有表面麻醉剂的制剂，在肿胀严重的情况下（血栓性外痔等）选择含有类固醇的制剂。栓剂由于是在直肠内溶解后发挥作用，主要用于内痔的治疗。对于血栓性外痔或者肛裂的治疗，指导患者在患部涂抹软膏的使用方法非常重要。在“患者感到困扰的症状”未见改善的情况下，应毫不犹豫地向专科医生转诊。另外，症状改善后不能漫不经心地不继续用药。

结语

本文介绍了对消化内科医生来说必要的肛门部的解剖、诊察法、向专科医生转诊的时机、简单的治疗方法等。由于篇幅所限，有很多未能充分记述之处，详细内容请参考以日本大肠肛门病学会发行的《肛门疾病诊疗指南 2014 年版》为代表的其他出版物。

参考文献

[1] 秋田恵一. 骨盤内臓の基本的解剖. 辻仲康伸(監). 大腸肛門病ハンドブック. 医学書院, pp 11-30, 2011
[2] 加川隆三郎, 荒木吉朗, 友井正弘. 肛門部の解剖. 消外 39: 1609-1617, 2016
[3] Moore KL, Dalley AF, Agur AMR. 佐藤達夫, 坂井建雄(訳). 臨床のための解剖学, 第2版. メディカル・サイエンス・インターナショナル, pp 350-405, 2016
[4] 北島政樹(監). 標準外科学, 第12版. 医学書院, pp 559-563, 2010
[5] 松田直樹, 日比優一, 清水義雄. 直腸肛門部の解剖, 診察法, 各種検査法, 疾患と治療. 胃と腸 45:1268-1279, 2010
[6] 別府理智子, 斎藤信明, 山下りさこ, 他. 肛門疾患に対する診察方法. 消外 39:1619-1628, 2016
[7] Goligher JC. Surgery of the Anus, Rectum and Colon, 5th ed. Billiere Tindall, London, p 101, 1984
[8] 日本大腸肛門病学会(編). 便失禁診療ガイドライン2017年版. 南江堂, p 20, 2017
[9] 松島誠. 肛門科診療の実際. 高野正博, 辻順行(編). 術式解説と動画で学ぶ—肛門疾患の診療. 中山書店, pp 20-33, 2007
[10] 岩垂純一. 肛門疾患の診察法. 臨外 63:31-41, 2008
[11] 岡本欣也, 佐原力三郎. 肛門周囲膿瘍・痔瘻の診断と治療. 松島誠, 佐原力三郎(編), 肛門疾患診療の実際. 日本医事新報社. pp 120-151, 2011
[12] 辻仲康伸. 直腸肛門部の診察. 辻仲康伸(監). 大腸肛門病ハンドブック. 医学書院, pp 31-33, 2011
[13] 日本大腸肛門病学会(編). 肛門疾患(痔核・痔瘻・裂肛)診療ガイドライン2014年版. 南江堂, 2014

Summary

Anatomy and Examinations of the Anorectum

Richiko Beppu[1], Risako Yamashita, Ryousuke Yamaguchi, Tetsuo Shinohara

Anorectum is the end of the gastrointestinal tract. Physicians, especially gastroenterologists and digestive surgeons, need to have basic knowledge of the anorectum. In this article, we describe the anorectal anatomy and basic examinations for gastroenterologists who do not treat anorectal diseases. Furthermore, we describe the typical anorectal diseases and their initial treatments.

[1] Section of General Surgery, Department of Medicine, Fukuoka Dental College, Fukuoka, Japan

希望大家了解的直肠肛门的肿瘤性疾病

稻次 直树[1]
吉川 周作
增田 勉
内田 秀树
樫塚 久记
横谷 伦世
山冈 健太郎
稻垣 水美
横尾 贵史
榎本 泰三
香山 浩司
山口 贵也
宫泽 善夫[2]
久下 博之[3]
小山 文一
庄 雅之

摘要●在肛门周围和直肠肛门，除了在日常诊疗中经常遇到的所谓的肛门疾病之外，还见有各种恶性肿瘤、源自口侧的脱出性病变、非上皮性肿瘤、炎症性肠病的肛门病变、包括性传播疾病在内的感染性疾病、药源性疾病等多种多样的疾病。在这些疾病中，不可漏诊发病率在增加的恶性肿瘤，这在直肠肛门疾病的诊疗中是十分重要的。在这些疾病中，本文着眼于直肠肛门“肉眼可见的病变”“腹部用力状态下可见的病变”“内镜下可见的病变”，展示了所经治的病例，就其鉴别诊断和治疗进行报道。并且，笔者想通过这些病例强调“先观察肛门，然后诊断”的重要性。

关键词　**器质性直肠肛门疾病　恶性肿瘤　腹部用力诊断法**

[1] 社会医療法人健生会土庫病院奈良大腸肛門病センター
〒635-0022 大和高田市日の出町 12-3　E-mail : inatsugi@kenseikai-nara.jp
[2] 同　病理診断科
[3] 奈良県立医科大学消化器・総合外科

前言

在肛门周围和直肠肛门，除了在日常诊疗中经常遇到的所谓的肛门疾病之外，还见有肛管癌、皮肤病形态的癌、源自口侧的脱出性病变、非上皮性肿瘤、炎症性肠病的肛门病变、性传播疾病（sexually transmitted disease，STD）等多种多样的疾病。

在这些疾病中，本文展示了“肉眼可见的病变”“腹部用力状态下可见的病变”“内镜下可见的病变”的所经治的病例，同时为了不漏诊恶性疾病，强调了“先观察肛门，然后诊断”的重要性，希望有助于鉴别诊断能力的提高。

直肠肛门的器质性疾病和诊察

在直肠肛门可见的器质性疾病如**表 1** 所示。在这些疾病中混合有恶性肿瘤。为了不漏诊恶性肿瘤，在进行诊察的过程中必须经常注意这些疾病的存在。

肛门部的疾病，尽管是患者自身在早期很容易注意到异常的疾病，但是有不少延误就诊的情况。为了减少这类事情的发生，在早期就诊和

表1 器质性直肠肛门疾病

	肛门周围和肛门部	直肠下段
肛门疾病及肛周疾病	皮赘、外痔、内痔 肛裂、肛乳头肥大、肛门息肉 肛门周围脓肿、肛瘘 慢性湿疹、肛门部静脉瘤	直肠周围脓肿 肛瘘 直肠黏膜脱垂综合征 直肠脱垂、直肠静脉瘤
炎症性疾病	IBD 的肛门病变 脓皮病、毛囊瘘、Fournier 综合征、药物性溃疡	IBD 的直肠病变、药物性溃疡
感染性疾病	尖锐湿疣、扁平湿疣 单纯疱疹、真菌感染、梅毒、AIDS	阿米巴直肠炎 衣原体直肠炎、AIDS
肿瘤		
良性	脂肪瘤、GIST、囊肿性疾病	直肠息肉 GIST、囊肿性疾病
恶性	腺癌（直肠型、起源于肛门腺的、合并于肛瘘的、其他的管外型） 扁平上皮癌、基底细胞癌、类基底细胞癌、佩吉特病、鲍温病、腺扁平上皮癌、恶性黑色素瘤、GIST 内分泌细胞癌、转移性肿瘤、其他	直肠癌 类癌 恶性黑色素瘤 GIST 内分泌细胞癌 转移性肿瘤
其他	外伤、异物等	外伤、异物等

IBD：inflammatory bowel disease，炎性肠病；AIDS：acquired immune deficiency syndrome，获得性免疫缺陷综合征；GIST：gastrointestinal stromal tumor，胃肠道间质瘤。

早期治疗的有用性的启蒙和实际诊疗中，保护患者隐私，尽可能减轻患者的羞耻感、不安和疑问的诊疗态度以及营造此种环境是十分重要的。

在腹部用力状态下可见的脱出性病变

即使是皮赘、内痔、直肠癌等的脱出患者，也大多表述为“疣状突起”。在临床诊察中，脱出物不明的情况并不少见，所以腹部用力诊断十分必要。其方法有：在马桶上使其出现腹部用力状态，直接观察肛门并录像的直接观察法；或在腹部用力诊断用的马桶上安装录像装置收录的观察法等。腹部用力诊断法对于脱出性病变的诊断和治疗方针的确定是不可或缺的。

良性的脱出性病变如**图1**所示。**图1a** 为内痔；**图1b** 为慢性肛裂和与之相伴的肛门息肉；**图1c** 为直肠完全脱垂；**图1d** 为直肠黏膜脱垂综合征；**图1e** 为直肠深部囊肿性疾病；**图1f** 为直肠腺瘤。

接下来展示恶性肿瘤的脱出性病变。

另外，在本文的治疗随访部分，“完全治愈”是指恶性肿瘤经过治疗后 5 年以上无复发的生存病例。

［**病例1**］直肠上段癌的脱出病例。在腰椎麻醉下施行了经肛门切除术（**图2a**）。为 1 型直肠癌Ⅰ期（tub1，pT2，cN0，cM0）（**图2b**）。虽然推荐其接受根治切除术未获同意，但随访结果为无复发完全治愈。

［**病例2**］从肛门脱出的乙状结肠癌病例。见有易出血性的乙状结肠癌的脱出（**图3a**）。在灌肠 X 线造影中可见在乙状结肠深部有阴影缺损表现（**图3b**）。在内镜检查中，在距肛缘 80 cm 的口侧发现 2 型肿瘤。在详细检查中见有肝转移和腹膜种植转移，施行了乙状结肠切除术。为Ⅳ期［muc，pT4a，pN0，cM1b（P3，H1）］。尽管也施行了化疗，但在术后 1 年 3 个月后因原发病死亡。

［**病例3**］直肠上段癌的肛管转移灶的脱出

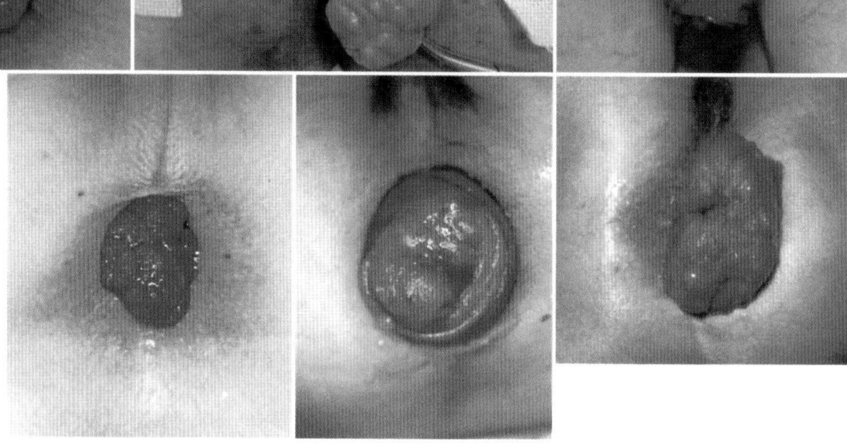

a b c
d e f

图1 良性脱出性病变
a 内痔。
b 慢性肛裂和肛门息肉。
c 直肠完全脱垂。
d 直肠黏膜脱垂综合征。
e 直肠深部囊肿性疾病。
f 直肠腺瘤。

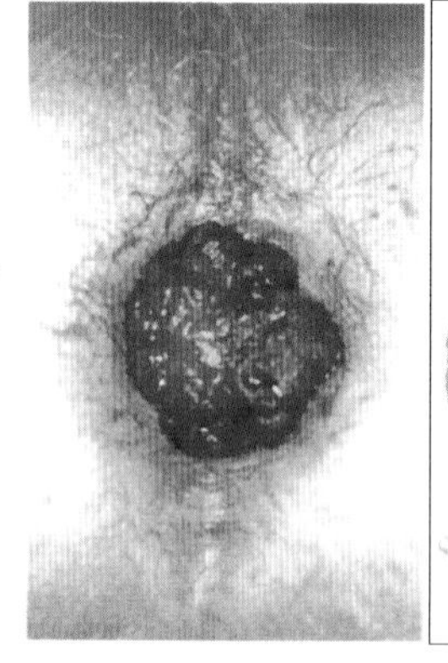

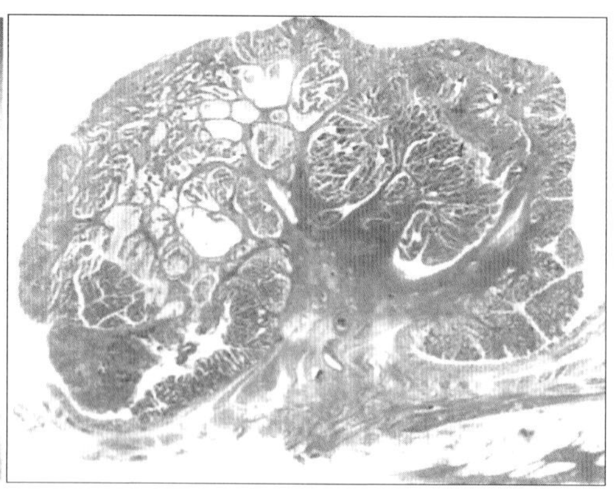

a b

图2 ［**病例1**］从肛门脱出的直肠上段癌病例。50多岁，男性
a 可见从肛门脱出的大息肉。在腰椎麻醉下施行了经肛门的局部切除术。
b 切除标本的组织病理像。为达到固有肌层的1型直肠癌。

病例。肿瘤存在于靠近齿状线外侧的肛管（**图4a**），在腰椎麻醉下施行了局部切除术。病理组织检查结果显示，为呈黏膜下肿瘤样发育的中分化管状腺癌，在口侧呈与切除的直肠癌同样的组织型，因为原发病灶对直肠癌的静脉侵袭强，诊断为脉管侵袭性转移（**图4b**）。虽然推荐了直肠切断术，但未获同意。尽管也施行了化疗，但发现局部复发和肺转移，在术后1年7个月因其他疾病死亡。

内镜下观察的直肠肛门病变

结肠镜检查从内镜插入前对肛门部进行观察开始。之后，涂抹润滑膏施行肛门指诊，在指诊中如果感觉有异常，其相同部位在内镜观察时要给予特别注意。笔者等在把内镜插入到直肠腔后，一边慢慢拔出，一边观察并摄录直肠下段、Hermann线、移行带上皮、齿状线和肛缘附近，并且根据需要进行反转观察。

在**图5**中展示了肛管和其附近的内镜表现以及这些部位的组织学表现。在内镜检查中仔细观

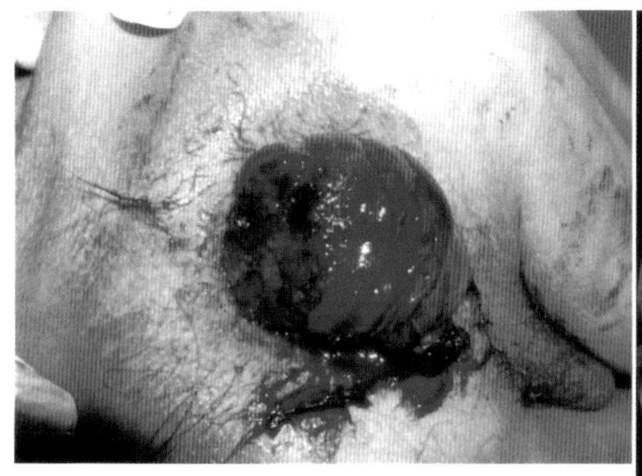

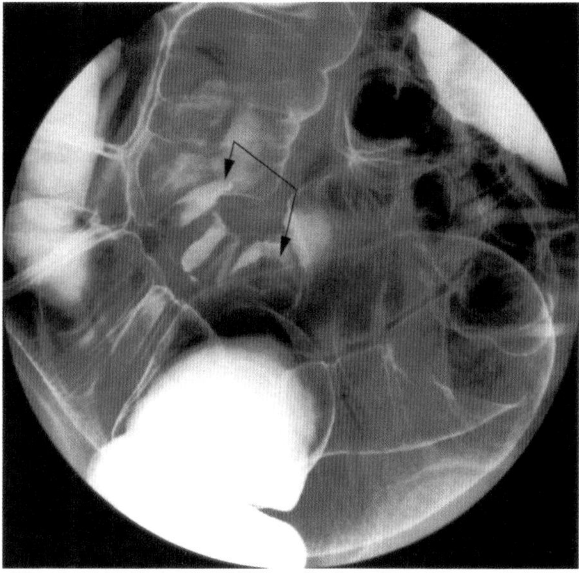

a	b

图3 ［**病例 2**］从肛门脱出的乙状结肠癌病例。70 多岁，男性
a 脱出时易出血性的乙状结肠癌。
b 灌肠 X 线造影像。在乙状结肠深部可见阴影缺损（箭头所指处）。在内镜检查中，在距肛缘 80 cm 处的口侧可见 2 型肿瘤。

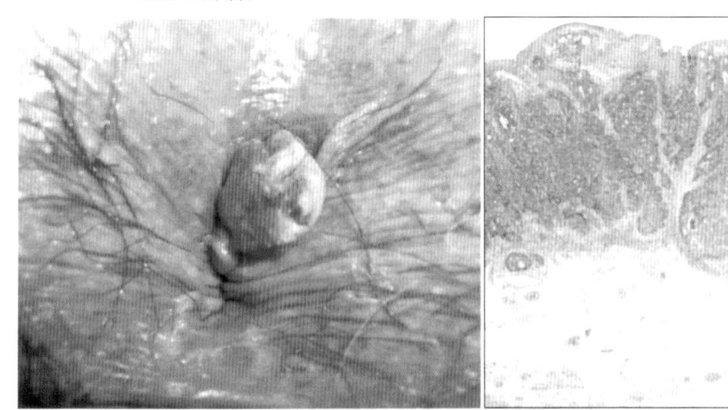

a	b

图4 ［**病例 3**］直肠上段癌肛管转移灶的脱出病例。60 多岁，男性
a 在肛门部有小指头大的肿瘤的脱出。
b 经肛门切除标本的组织病理像。为黏膜下肿瘤样的中分化管状腺癌，诊断为脉管侵袭性转移。

察这些部位对于肛管癌的早期发现是非常重要的。

以下展示在内镜检查中被观察到的病例。

［**病例 4**］**图 6** 是内镜插入时看到的齿状线外侧的囊肿性病变的色素内镜表现。在局部麻醉下施行了切除术。根据组织病理表现，为单囊性囊肿，诊断为肛门腺囊肿（**图 6b**）。

［**病例 5**］对重症溃疡性结肠炎施行了结肠次全摘除 – 升结肠直肠吻合术。在术后第 15 年的随访内镜检查中，在齿状线正上方的直肠见有Ⅱa+ Ⅱc 型样病变（**图 7a**）。通过活检诊断为结肠癌，施行了腹会阴式直肠切断术。根据病理组织切片结果诊断为Ⅰ期（tub1，pT1b，p53 阳性）（**图 7b**）。术后随访结果良好，为完全治愈。

［**病例 6**］为上一家医院介绍来的病例。在直肠指诊中触摸到在肛管处有肿瘤，由于在内镜检查中见有球状的黑色肿瘤（**图 8a**），根据血栓性内痔的诊断，在腰椎麻醉下施行了局部切除

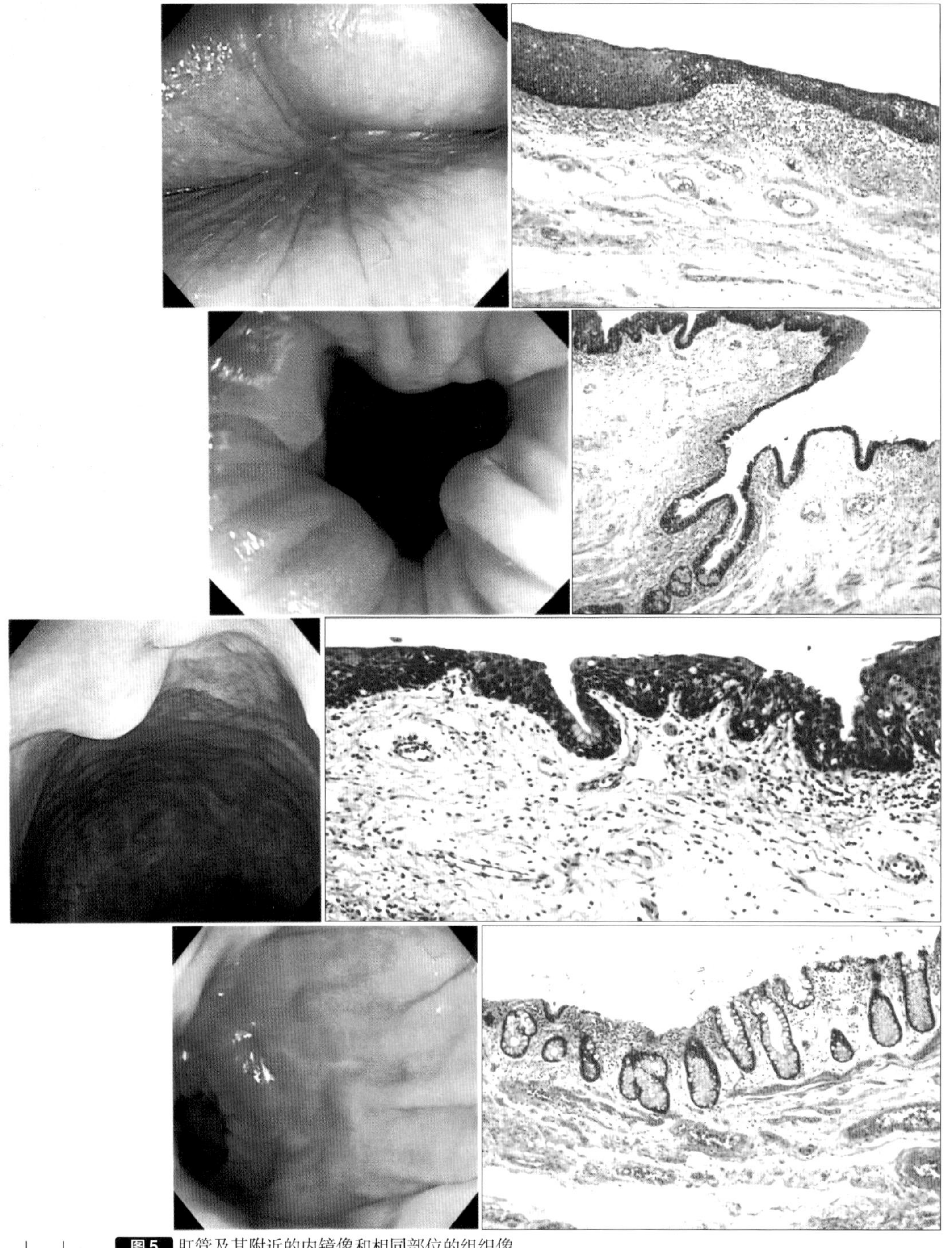

图5 肛管及其附近的内镜像和相同部位的组织像

a	b
c	d
e	f
g	h

a 肛门周围皮肤。**b** 复层扁平上皮。
c 齿状线附近。　**d** 肛门隐窝和肛门腺。
e 移行带上皮。　**f** 扁平上皮和柱状上皮混合存在。
g 直肠黏膜。　**h** 柱状上皮。

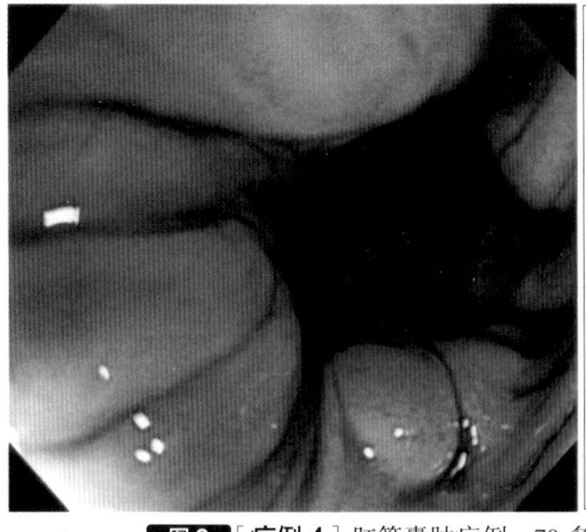
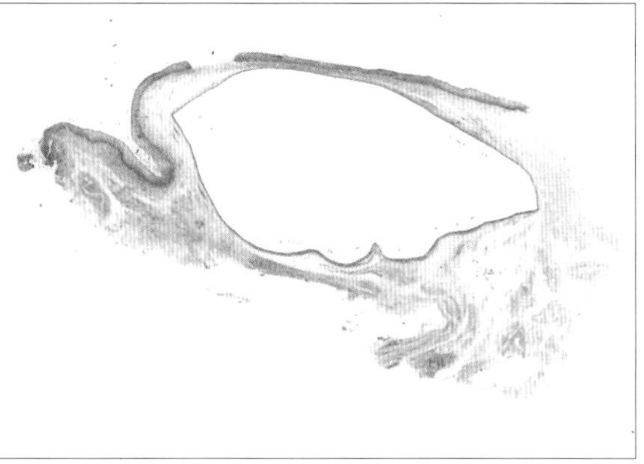

a | b

图6 [**病例4**] 肛管囊肿病例。70多岁，女性
a 肛管的色素内镜像。
b 经肛门切除标本的组织病理像。为单囊性囊肿，诊断为肛门腺囊肿。

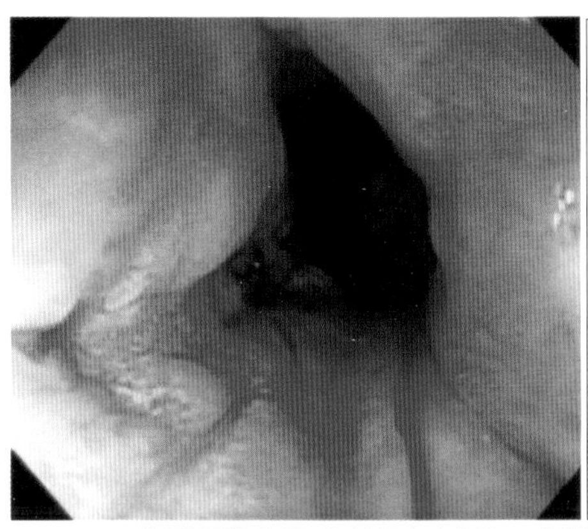
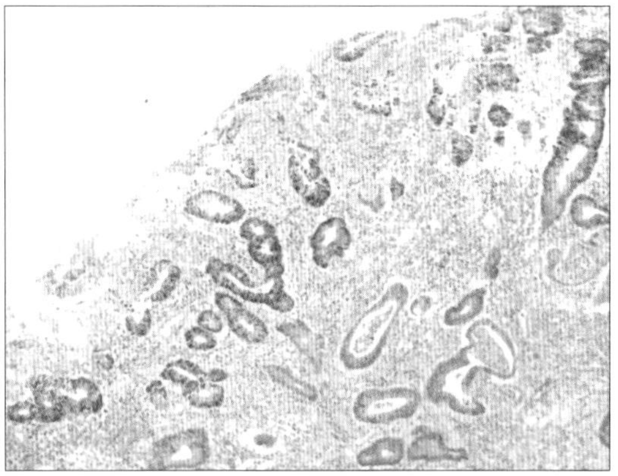

a | b

图7 [**病例5**] 结肠次全摘除－升结肠直肠吻合术后的溃疡性结肠炎的残存直肠的癌变病例。60多岁，女性
a 在肛管齿状线正上方有Ⅱa+Ⅱc型样病变。
b 切除标本的组织病理像。为Ⅰ期（tub1，pT1b，P53阳性）。

术。在组织病理学表现中，在细胞质内见有小颗粒状的黑色素（**图8b**），诊断为恶性黑色素瘤。尽管也施行了化疗，但3年后发生了肝转移，在4年3个月后因原发病死亡。

肉眼可见的肛门部肿瘤

1. 呈各种形态的扁平上皮癌病例

在肛门部可见的扁平上皮癌中有呈各种形态的病变。以下展示所经治的病例。

［**病例7**］被诊断为外痔的肛管扁平上皮癌病例。在肛缘的7点至10点方向可见肿大的皮赘（**图9a**），尽管在相同部位的活检组织的组织病理学表现中未见明显的角化趋势，但却为由充实性且层状增生的细胞构成的肿瘤，诊断为扁平上皮癌（**图9b**）。虽然在详细检查中未发现远处转移，但诊断为双侧腹股沟淋巴结/髂内淋巴结转移阳性，依照美国国家综合癌网络（National Comprehensive Cancer Network，NCCN）的临床指导原则，考虑施行了化学放射疗法（chemoradiotherapy，CRT），随访结果为完全治愈。

［**病例8**］在施行全大肠镜检查时，在肛管移行带上皮部见有息肉，在检查时的内镜表现中发现Ⅱa型样息肉（**图10a**）。通过相同部位的活

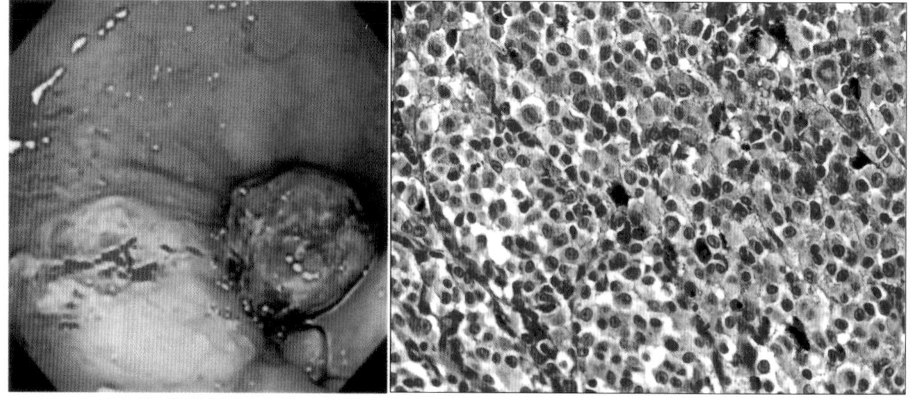

a | b

图8［**病例 6**］根据血栓性内痔的诊断被切除的恶性黑色素瘤病例。60 多岁，女性

a 肛管反转内镜像。在齿状线的正上方见有黑色的 0–Ⅰs 型息肉。

b 经肛门局部切除标本的组织病理像。诊断为恶性黑色素瘤。

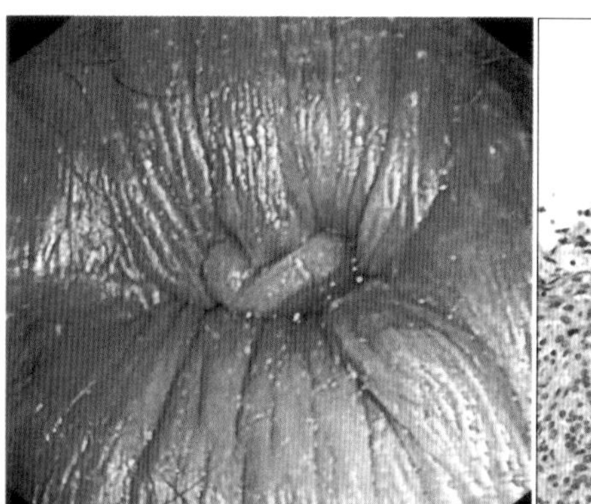

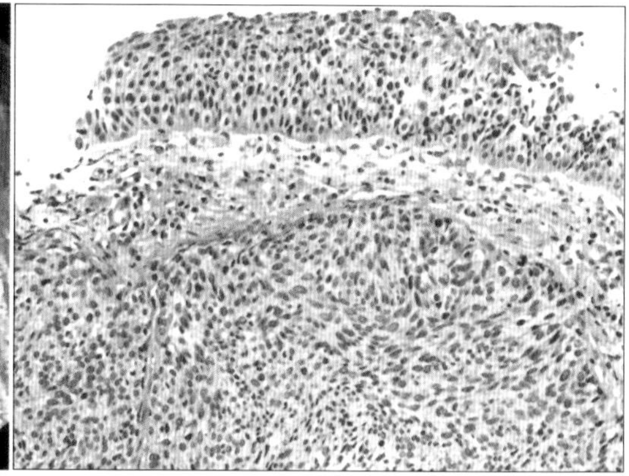

a | b

图9［**病例 7**］诊断为外痔的肛管扁平上皮癌病例。50 多岁，女性

a 在肛缘的 7 点至 10 点方向见有肿大的皮赘。

b 活检组织病理像。诊断为扁平上皮癌。

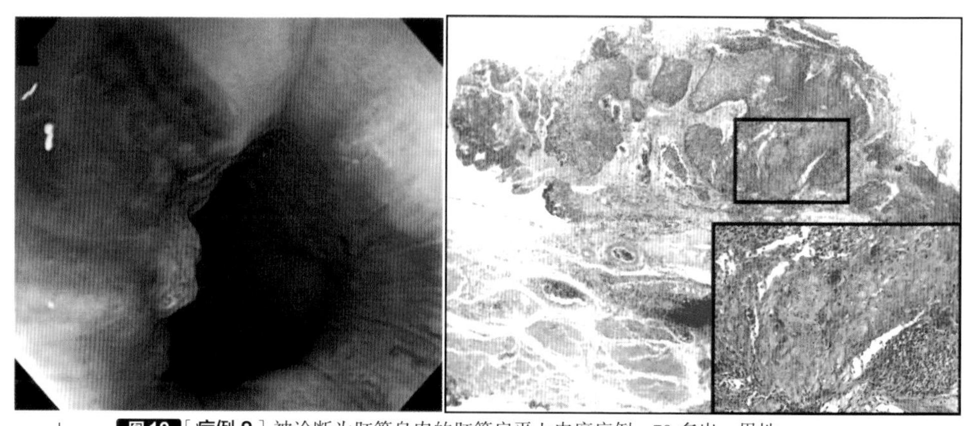

a | b

图10［**病例 8**］被诊断为肛管息肉的肛管扁平上皮癌病例。70 多岁，男性

a 内镜像。在肛管移行带上皮部见有Ⅱa 型样息肉，通过活检诊断为扁平上皮癌，施行了局部切除术。

b 切除标本的组织病理像。诊断为高分化至中分化型扁平上皮癌，为上皮内癌。

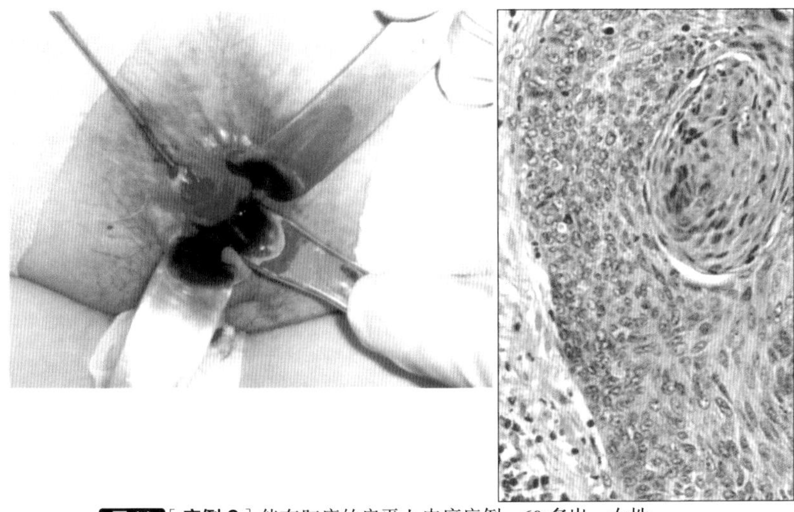

图11［**病例 9**］伴有肛瘘的扁平上皮癌病例。60 多岁，女性
a 在 5 点方向的肛缘外侧存在具有继发性瘘口的低位肌间肛瘘。
b 施行瘘管开放术时切除标本的组织病理像。诊断为高分化型扁平上皮癌。

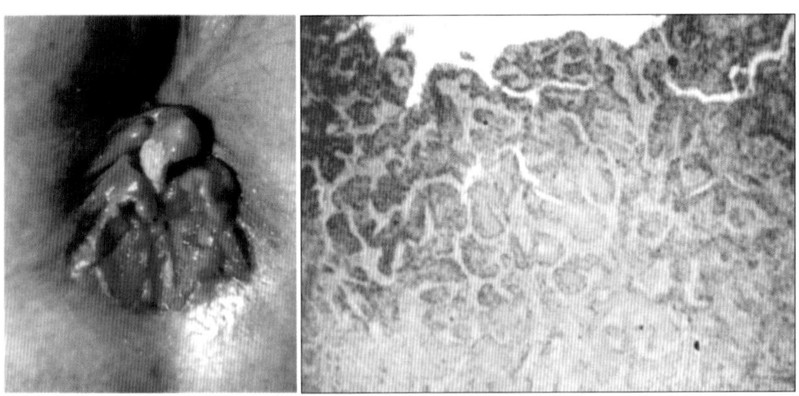

图12［**病例 10**］患者自己诊断为“肛裂”的肛门癌病例。70 多岁，女性
a 在肛缘外侧 3 点至 8 点方向见有大的溃疡。
b 活检标本的组织病理像。诊断为扁平上皮癌。

检诊断为扁平上皮癌，在腰椎麻醉下施行了局部切除术。根据切除标本的组织病理表现诊断为高分化至低分化型扁平上皮癌，为上皮内癌（**图 10b**）。因为在 NCCN 的临床指导原则中局部切除术为标准治疗，所以未施行追加治疗而进行随访观察，随访结果为完全治愈。

［**病例 9**］根据低位肌间肛瘘的诊断施行了开放术。**图 11a** 为手术中的图像，在瘘管中插入了引流管。在摘除的瘘孔部的组织病理学表现中见有珍珠样癌变（**图 11b**），诊断为高分化型扁平上皮癌。术后施行了化学放射疗法，随访结果为完全治愈。

［**病例 10**］为患者自己诊断为“肛裂”的病例，曾尝试用 OTC 药治疗观察，由于未治愈而来到本院就诊。在肛缘外侧 3 点至 8 点方向见有大的溃疡（**图 12a**）。根据相同部位活检标本的组织病理学表现诊断为形成充实性细胞巢的扁平上皮癌（**图 12b**）。通过放疗完全治愈。

2. STD 病例

作为在肛门部疾病的诊疗中应该经常注意的疾病，在此列举出 STD。下面展示 STD 病例。

在**图 13** 中展示了被认为是 STD 的代表性病

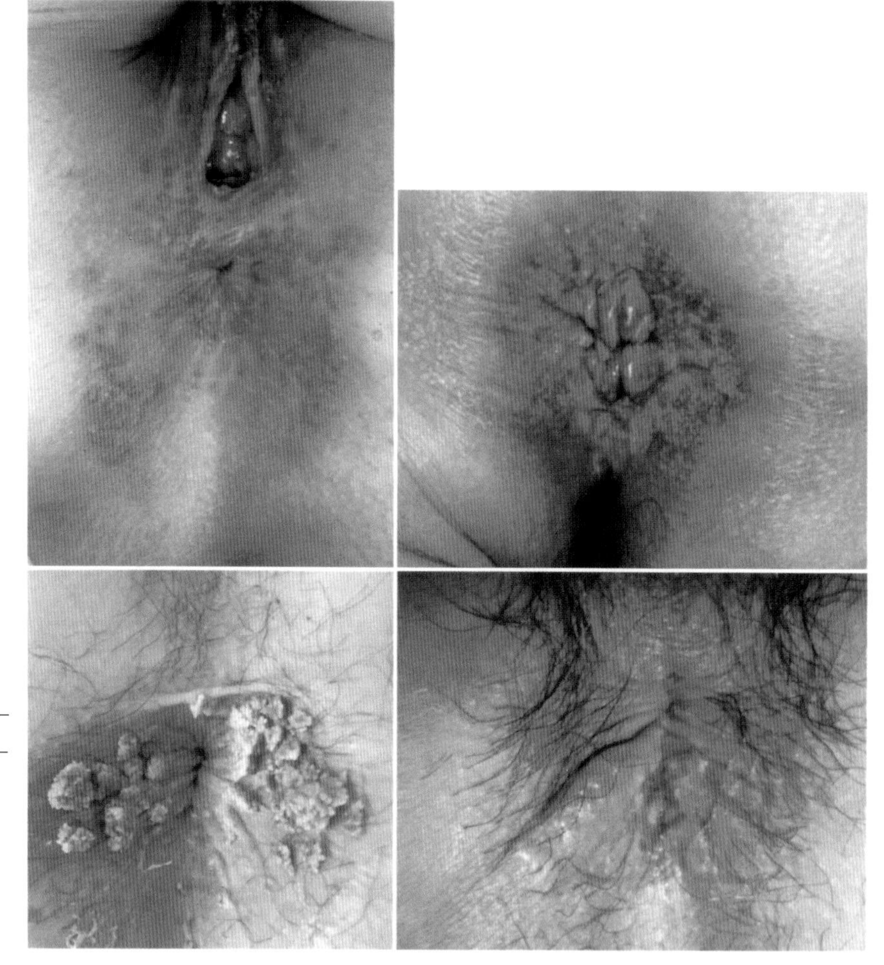

图13 肛门部 STD 病例

a 单纯疱疹。

b 真菌感染性疾病。

c 尖锐湿疣。

d 早期梅毒。

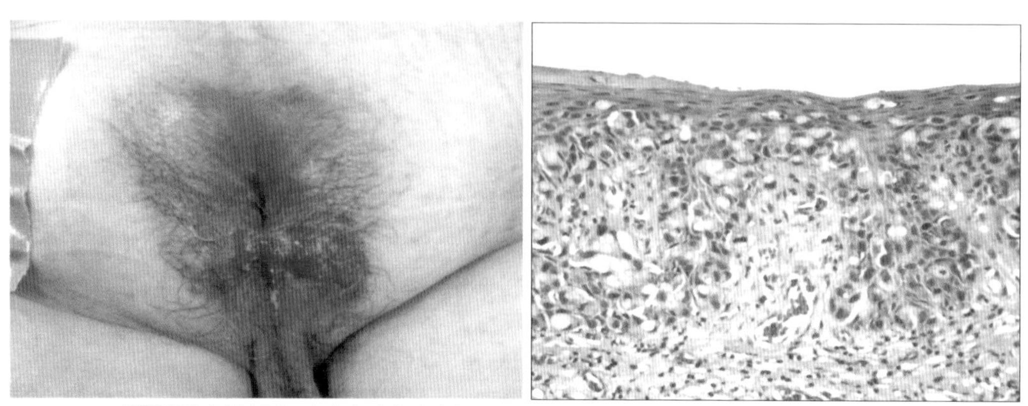

图14［**病例 11**］肛门部佩吉特病病例。70 多岁，男性

a 在 11 点至 1 点方向的肛缘外侧见有红色的糜烂。

b 活检组织病理像。诊断为佩吉特病。

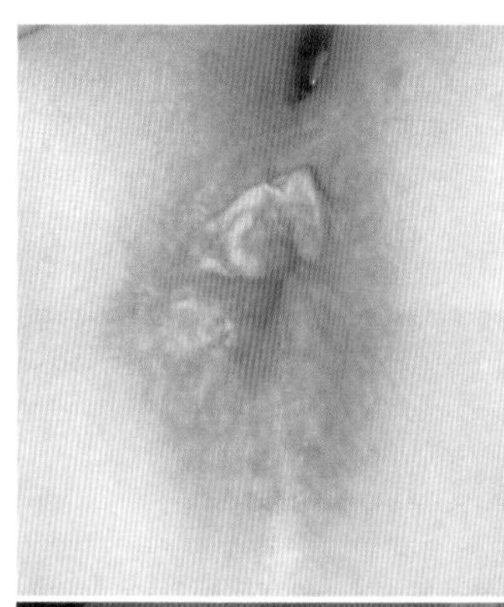

图15 ［**病例 12**］见有 Paget 病样扩散的肛管癌病例。60 多岁，男性

a 在肛缘 7 点至 9 点方向见有肿瘤，在 9 点至 1 点方向见有皮赘。

b 肛管的内镜像。

c b 的虚线圆圈内部分的局部切除标本的组织病理像。见有高分化管状腺癌和内分泌细胞癌的混合癌。

d 肛缘的内镜像。

e d 的虚线圆圈内部分的局部切除标本的组织病理像。诊断为 Paget 病样扩散。

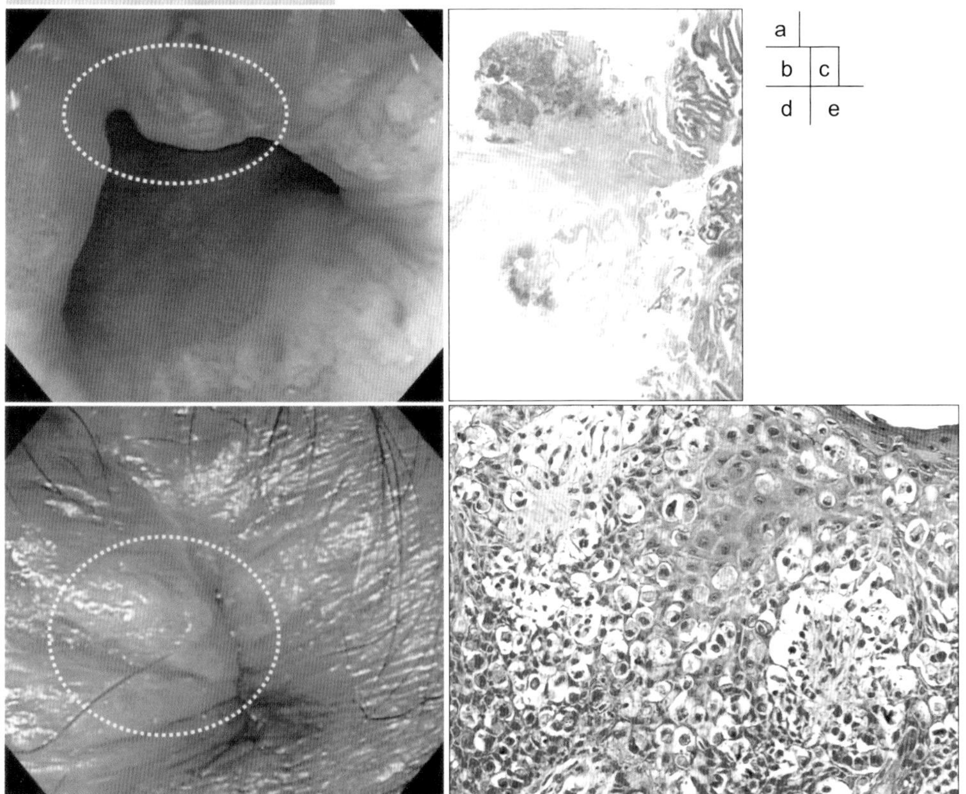

例，其中**图 13a** 为单纯疱疹，**图 13b** 为真菌感染性疾病，**图 13c** 为尖锐湿疣，**图 13d** 为早期梅毒。

3. 在肛门周围可见的恶性肿瘤病例

有时在肛门周围可看到与皮肤科的疾病类似的恶性肿瘤。下面展示这些病例。

［**病例 11**］肛门部佩吉特病（Paget's disease）病例。在 11 点至 1 点方向的肛缘外侧见有糜烂（**图 14a**），通过活检诊断为佩吉特病。在相同部位组织病理表现中，见有局限于表皮内的、圆形、丰富且具有透明细胞质的腺癌细胞的增生（**图 14b**）。施行了病变部位的完全切除和带蒂动脉皮瓣再造术，结果完全治愈。

［**病例 12**］见有 Pagetoid spread（Paget 病样扩散）的肛管癌病例。在肛门部肛缘的 7 点至 9 点方向见有肿瘤，在 9 点至 1 点方向见有皮赘（**图 15a**）。内镜检查中，在肛管处有隆起性病变（**图 15b**，虚线圆圈内），与肛缘 7 点至 9 点方向的肿瘤有连续性（**图 15d**，虚线圆圈内），在腰

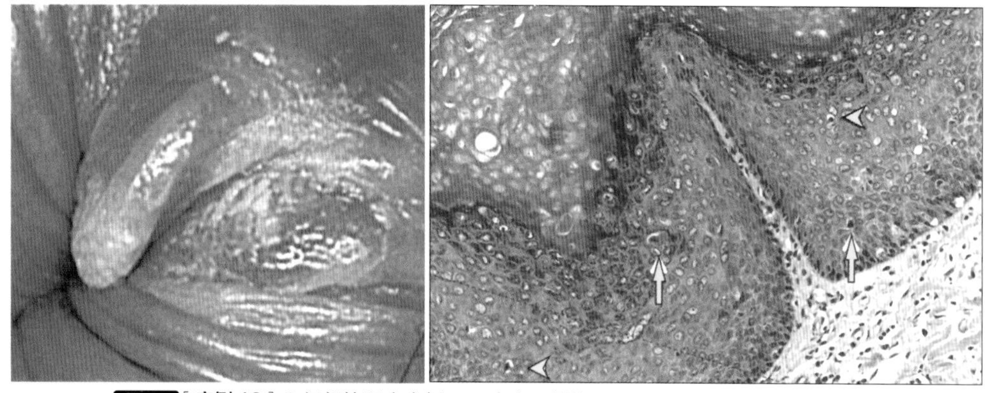

a | b **图16** ［**病例 13**］肛门部鲍温病病例。30 多岁，男性

a 在肿大的皮赘旁见有糜烂。

b 糜烂部位的活检组织病理像。诊断为鲍温病（短箭头指的是多核细胞，长箭头指的是异常角化细胞），施行了局部切除术。

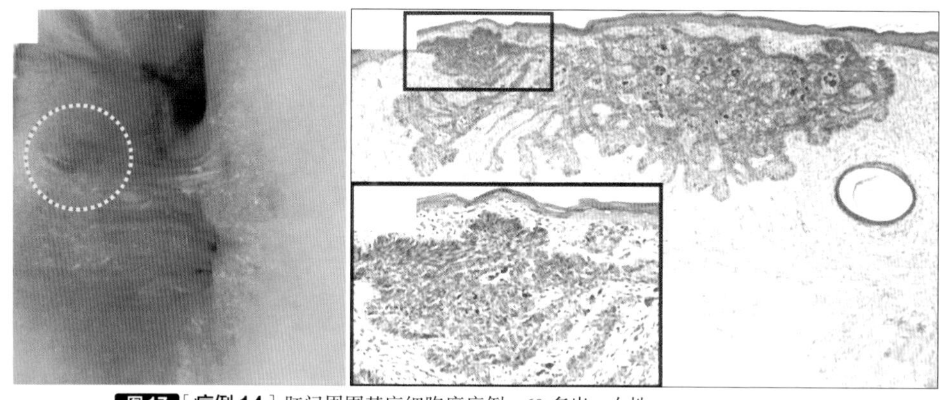

a | b **图17** ［**病例 14**］肛门周围基底细胞癌病例。60 多岁，女性

a 在会阴部右侧见有伴黑色素沉着的平坦的肿瘤（虚线圆圈内部分）。

b 局部切除标本的组织病理像。诊断为基底细胞癌。

椎麻醉下施行了局部切除术。由于在**图 15b** 的组织病理像中见有高分化管状腺癌和内分泌细胞癌的混合癌（**图 15c**），在**图 15d** 的组织病理像中见有佩吉特细胞（**图 15e**），诊断为 Paget 病样扩散。施行了腹会阴式直肠切除术，由于是 I 期（pT1b，ly+，v+），未施行追加治疗，结果完全治愈。

［**病例 13**］肛门部鲍温病（Bowen’s disease）病例。本病例为人类免疫缺陷病毒（human immunodeficiency virus, HIV）阳性，在其他医院治疗过程中，由于肛门部一收缩就会疼痛，因而到本院就诊。初诊时在肛门部的肛缘 7 点方向见有肿大的皮赘，在其附近的 8 点方向见有糜烂（**图 16a**），由于患者希望切除皮赘，因此施行了局部切除术。由于在切除标本的组织病理像中见有异常角化细胞，诊断为鲍温病。怀疑有病变残留，在距离肉眼可见的病变边缘 5 mm 施行了扩大局部切除术，在切除标本的组织病理像中见有肛门上皮的肥厚、全层性的异常角化细胞（**图 16b**，长箭头所指处）和多核细胞（**图 16b**，短箭头所指处），由于在切除断端未见肿瘤细胞，为根治性切除。

［**病例 14**］见于肛门周围的基底细胞癌病例。因为主诉在肛缘外侧 11 点方向“时不时隐

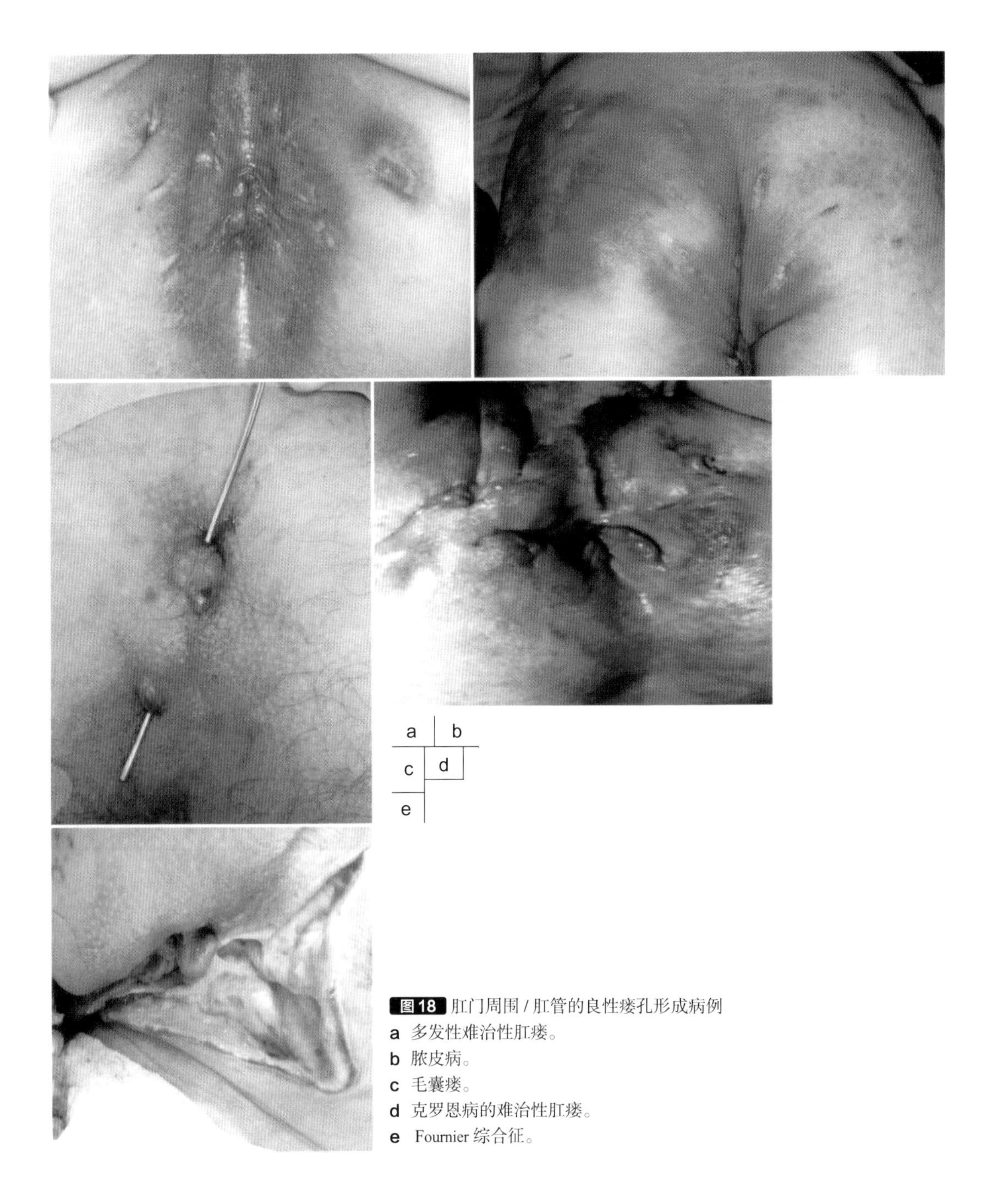

图 18 肛门周围 / 肛管的良性瘘孔形成病例

a 多发性难治性肛瘘。
b 脓皮病。
c 毛囊瘘。
d 克罗恩病的难治性肛瘘。
e Fournier 综合征。

隐的肌肉聚缩”，所以进行了详细检查。在**图 17a** 的虚线圆圈内有约 10 mm 大小、平坦、伴有黑色素沉着的略不规则形的肿瘤，怀疑是炎症性粉瘤或肿瘤性病变（**图 17b**），施行了局部切除术。在切除标本的组织病理像中见有部分与表皮连续、与基底细胞类似的缺乏细胞质的肿瘤细胞呈细胞巢状和索状增殖 / 浸润（**图 17b**），诊断为基底细胞癌。因全切除，未施行追加治疗而完全治愈。笔者想要强调的是，为了不漏诊这样的类似于皮肤科疾病的恶性肿瘤，应该注意慢性湿疹样病变，如果疑似肿瘤应积极地进行组织病理学检查。

4. 在肛门周围 / 肛管形成瘘孔的疾病

在肛门部形成瘘孔的疾病有很多种，这其

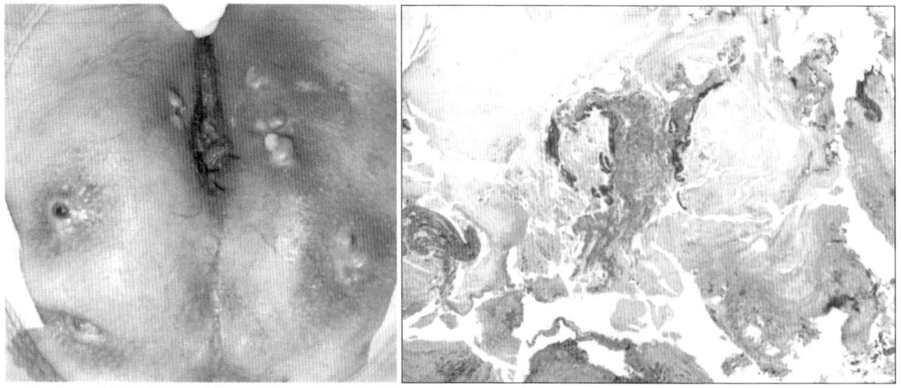

a | b

图19 [**病例 15**] 被诊断为难治性肛瘘的肛瘘癌病例。60 多岁，男性
a 从肛门周围到两侧臀部见有多发性肛瘘，并见有黏蛋白样的分泌物。
b 活检组织病理像。诊断为肛瘘癌。

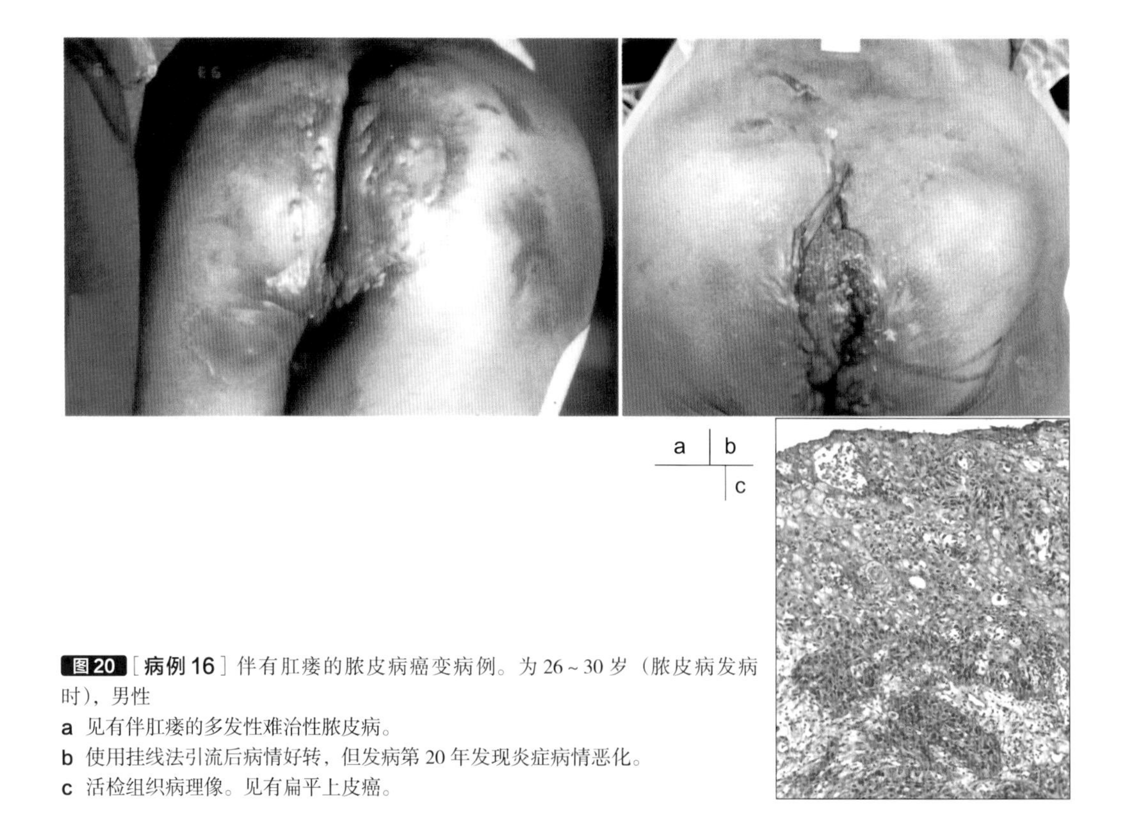

a | b
c

图20 [**病例 16**] 伴有肛瘘的脓皮病癌变病例。为 26～30 岁（脓皮病发病时），男性
a 见有伴肛瘘的多发性难治性脓皮病。
b 使用挂线法引流后病情好转，但发病第 20 年发现炎症病情恶化。
c 活检组织病理像。见有扁平上皮癌。

中也包括肛瘘癌。在**图 18** 中展示了肛门周围 / 肛管的良性瘘孔形成病例，其中**图 18a** 为多发性难治性肛瘘，**图 18b** 为脓皮病，**图 18c** 为毛囊瘘，**图 18d** 为克罗恩病的难治性肛瘘，**图 18e** 为 Fournier 综合征。下面展示形成瘘孔疾病的肛瘘癌、脓皮病的癌变病例。

［**病例 15**］肛瘘癌病例。十几年前有肛瘘史，其间在其他医院被诊断为难治性肛瘘，由于施行了几次手术后又复发，所以转诊到本院就医。如**图 19a** 所示那样，从肛门周围到两侧臀部有多发的肛瘘的继发性瘘口，当通过指诊压迫时从继发性瘘口就会见有黏蛋白样的分泌物。在

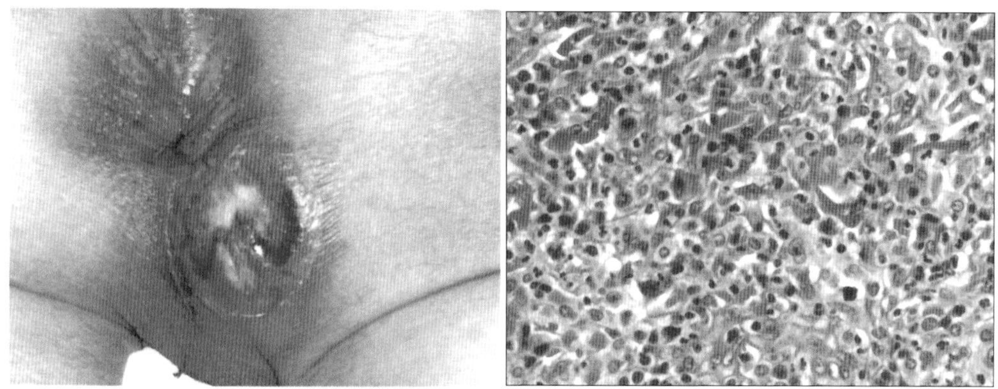

a	b

图 21 ［**病例 17**］肛门周围皮肤恶性淋巴瘤病例。80 多岁，男性
a 在会阴部右前方的中心部位见有伴溃疡的大肿瘤。
b 活检组织病理像。诊断为皮肤原发未分化大细胞型恶性淋巴瘤。

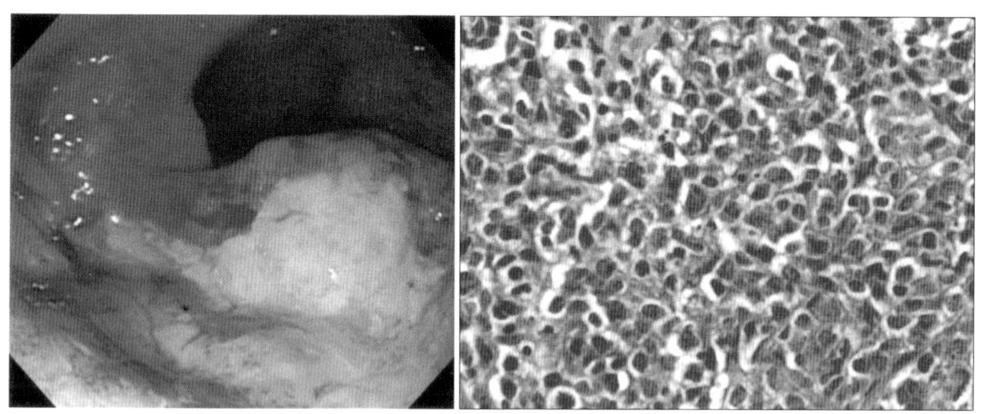

a	b

图 22 ［**病例 18**］直肠肛门 MTX 相关淋巴增殖性疾病病例。70 多岁，男性
a 内镜像。从直肠下段到肛管见有伴白苔的大块溃疡性病变。
b 活检组织病理像。诊断为 MTX 相关淋巴增殖性疾病。

腰椎麻醉下进行了详细检查，使用锐匙和内镜用活检钳施行了活检。从采取组织的组织病理学表现中见有呈大量黏液产生的黏液腺癌（**图 19b**），诊断为肛瘘癌。因为有向前列腺的浸润，在施行术前化疗后，施行了盆腔内脏全摘除 – 外性器官合并切除术，以及采用薄肌皮瓣的再造术，为完全治愈。

［**病例 16**］在 26 ~ 30 岁发病的脓皮病的癌变病例。在之前的医院初诊时，在肛门部从两侧臀部开始在肛门周围的皮肤见有很多瘘孔、脓肿和刀疤以及瘢痕，在肛管处见有多发性肛瘘（**图 20a**）。在腰椎麻醉下进行了详细检查，通过挂线法施行了脓肿 / 瘘管引流术。虽然也有因引流效果良好而拔去全部引流管后，病情见好转的时期，但在一年中就诊了几次，在脓肿复发时适时施行了挂线法。由于患者家住得远，之后在离家较近的医院继续进行治疗。在 50 多岁开始称病情恶化时来本院就诊。那时的肛门部如**图 20b** 所示。在腰椎麻醉下施行了相同部位的局部切除术。在切除标本的组织病理像中见有扁平上皮癌（**图 20c**）。诊断需要施行根治性切除，在转诊的医院施行了伴骶骨部分切除的直肠肌切断术以及带蒂肌皮瓣 / 皮肤移植的再造术，完全治愈。

接下来，展示肛门周围 / 肛管的溃疡性病变。

［**病例 17**］肛门周围皮肤恶性淋巴瘤病例。

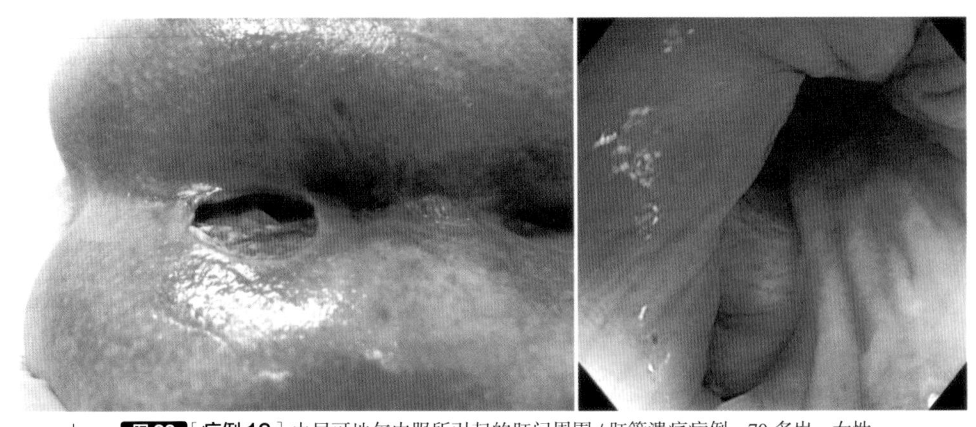

a | b **图23** ［**病例19**］由尼可地尔内服所引起的肛门周围 / 肛管溃疡病例。70 多岁，女性
a 在肛门部后方略偏左处见有深陷的大溃疡形成。
b 肛管的内镜像。在肛管处有纵行趋势的深溃疡，在相同部位与后方的溃疡之间形成了瘘孔。

在会阴部右前方中心部分见有伴溃疡的大肿瘤（**图21a**）。根据相同部位的活检组织病理学表现诊断为皮肤原发未分化大细胞型恶性淋巴瘤（**图21b**），在局部切除后施行了放疗，完全治愈。

下面展示药物相关性病变。

5. 药物相关性病变

［**病例18**］为了治疗风湿性关节炎服用氨甲蝶呤（methotrexate, MTX）的过程中发生的直肠肛管溃疡病例。在直肠下段 / 肛管的内镜图像中见有伴白苔的大块溃疡性病变（**图22a**）。在相同部位的活检组织病理学表现中见有淋巴瘤（**图22b**），诊断为 MTX 相关淋巴增殖性疾病。通过停用 MTX 溃疡治愈。

［**病例19**］由于服用尼可地尔引起的肛门周围溃疡病例。在肛门部后方略偏左处见有深陷的大溃疡（**图23a**）。在肛管的内镜图像中见有呈纵行趋势的深溃疡（**图23b**），在溃疡间见有瘘道形成。当分析病史和用药史时，发现患者从 12 年前开始为了治疗心绞痛一直在服用尼可地尔片。当阅读该药的说明书时，发现作为严重的副作用记载有“口腔溃疡、舌溃疡、肛门溃疡、消化道溃疡”；在上一家医院的全结肠镜检查中，在回肠末端和结肠见有多处溃疡。因为在溃疡部位的活检组织病理表现为非特异性炎症，可以观察到许多嗜酸性粒细胞，诊断为很可能是药物相关性炎症。根据这些临床表现，诊断溃疡的原因是尼可地尔的副作用，指示患者停止服用该药物。在停药后所有的溃疡均痊愈。并且，现在被纳入保险诊疗药范围的所有药物中，除抗癌药以外，作为“主要的副作用”记载有“肛门溃疡”的药物只有该药（时间截至 2017 年 12 月）。

结语

在本文中展示了笔者等经治的在直肠肛门疾病中“可以看到的病变”。直肠肛门在解剖学上虽然是狭窄而短小的部位，但只是看了前面所展示的病变之后也会知道，它是发生多种多样疾病的部位。在这些疾病中，为了不漏诊恶性肿瘤应该如何应对才好呢？结论是没有捷径可走，只有尽量忠实于诊断学的基础进行诊疗。原口等在《肛管早期癌》中写道：“与大肠肛门专业领域相关的不限于肛门科医生和内镜医生，考虑患者的 QOL，努力在更早期发现肛管癌是很重要的。”松田等在《肛管恶性肿瘤的临床特征和治疗方针》中写道：“在肛管病变的诊断上，我认为在每日诊疗中直肠指诊的积累是很重要的。”笔者等也有同感，作为具体的“不漏诊恶性肿瘤”的重点，想要强调以下几点：

- 在肛门部诊察（视诊、指诊、肛镜诊、内镜检查）时要经常留意恶性肿瘤的存在。
- 在诊察时和详细检查时伴有疼痛的情况下，要注意减轻患者的痛苦。
- 施行腹部、腹股沟淋巴结的触诊。
- 遇到罕见的病变要怀疑是恶性肿瘤。
- 为了诊断困难病例和确定诊断，要施行组织病理学检查。
- 一定要观察随访，督促再次就诊。

参考文献

[1] National Comprehensive Cancer Network. NCCN Clinical Practice Guideline in Oncology. Anal Carcinoma. V.2. 2017

[2] 横尾貴史, 吉川周作, 増田勉, 他. 肛門科医に必要な肛門管悪性腫瘍の診断・治療のポイント—その7: 肛門周囲Bowen病について. 臨床肛門病学 7:91-98, 2015

[3] 原口要, 中馬豊, 石澤隆, 他. 肛門管早期癌. 胃と腸 38:1289-1296, 2003

[4] 松田圭二, 八木貴博, 塚本充雄, 他. 肛門管悪性腫瘍の臨床的特徴と治療方針. 胃と腸 51:295-308, 2016

Summary

Differential Diagnosis of Malignant Lesions in the Anorectal Region

Naoki Inatsugi[1], Shusaku Yoshikawa, Tsutomu Masuda, Hideki Uchida, Hisanori Kashizuka, Tomoyo Yokotani, Kentaro Yamaoka, Mizumi Inagaki, Takashi Yokoo, Hiromitsu Enomoto, Kouji Kayama, Takaya Yamaguchi, Yosio Miyazawa[2], Hiroyuki Kuge[3], Fumikazu Koyama, Masayuki Sho

Perianal and anorectal lesions can indicate various diseases. Apart from common benign anal disease, there are many kinds of malignant tumors, prolapsed disease, nonepithelial tumors, anal disease due to inflammatory bowel disease, and infectious disease including sexually transmitted disease found in the anorectal region. Thus, it is extremely important to not miss malignancies in the anorectal region among various diseases in clinical practice.

In this article, we focus on anorectal lesions diagnosed using straining diagnosis or endoscopy and report the diagnosis and treatment of our cases. Moreover, we emphasize the importance of careful observation of perianal lesions using whole method.

[1] Nara Coloproctology Center, Kenseikai Dongo Hospital, Yamatotakada, Japan

[2] Diagnostic Pathology, Kenseikai Dongo Hospital, Yamatotakada, Japan

[3] Department of Surgery, Nara Medical University, Kashihara, Japan

希望大家了解的炎症性肠病之直肠肛门病变

太田 章比古[1]
宫田 美智也
福原 政作
家田 纯郎
家田 浩男
近藤 哲[2]

摘要●合并于炎症性肠病（inflammatory bowel disease，IBD）的直肠肛门病变，其特征性形态有助于疾病的诊断，而且大多对生活质量（quality of life, QOL）有较大影响。肛门病变的诊断治疗对IBD的处置来说非常重要。对伴有克罗恩病（Crohn's disease, CD）的肛门病变的治疗，由于原发性病变是CD病变本身，所以施行内科治疗；而继发性病变是在外科治疗（切开、挂线法等）后，对内科治疗进行巩固强化。对合并于溃疡性结肠炎（ulcerativecolitis, UC）的肛门病变施行常规的肛门治疗。近年来CD肛门病变的癌变病例在增加，其预后极差，但有效的检测方法尚未确立。肛门部是很容易观察的消化道部分，如果熟悉诊察法的话，内科医生也可以简单地诊察。首先，重要的是要习惯于观察肛门，及早注意到肛门的症状、形态的变化。

关键词　炎症性肠病　直肠肛门病变　挂线法　监测　癌变

[1]家田病院肛門科　〒470-1219 豊田市畝部西町城ケ堀11-1
E-mail : ykieda@hm7.aitai.ne.jp
[2]三重大学医学部消化管外科

前言

笔者所在医院是肛门科专科医院，主诉肛门症状来就诊而被诊断为炎症性肠病（inflammatory bowel disease，IBD）的病例很多，目前，约有400例克罗恩病（Crohn's disease，CD）、1000例溃疡性结肠炎(ulcerative colitis, UC）患者正在治疗中。由于专科医院的特殊性，90%以上的CD患者有肛门病变。另一方面，在UC患者中有10%见有肛门病变，多伴有内外痔、肛瘘、肛裂等病变。

在本文中，就在诊疗IBD上希望内科医生也了解的从CD、UC的肛门病变的形态学特征到诊断、治疗、肛门的诊察方法以及对近年来增加的CD肛门病变的癌变进行阐述。

IBD诊疗中的肛门诊察

肛门部是即使不用特殊器具也能直接观察的消化道部分，肛门诊察（视诊、触诊、直肠指诊、肛镜检查等）是在IBD的诊察方面非常有效的消化道检查。特别是对于CD，有时从特征性的肛门病变表现也可能得到诊断，并且对病情诊断也有效。在CD的诊疗上，习惯于肛门诊察、熟知肛门病变的表现是非常重要的。像在笔者等所在的这样的专科医院，因为患者是以主诉肛门症状而来就诊的，所以很容易能够进行肛门诊察，但在一般的内科则大多数情况下比较难。但是，希望内科医生能向患者充分说明IBD肛门的诊察治疗的重要性和癌变的危险性，使患者

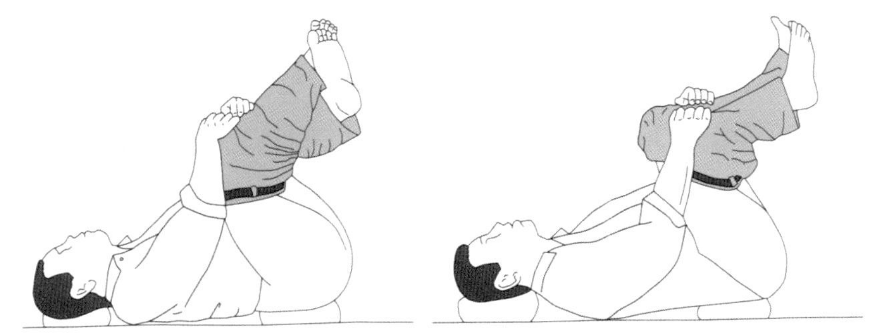

图1 截石位。使患者取仰卧位，头和腰紧靠枕上，把双腿向胸部抬举，双手抱膝
（转载自“岩垂純一. 実地医家のための肛門疾患診療プラクティス, 改訂第2版. 永井書店, 2007”）

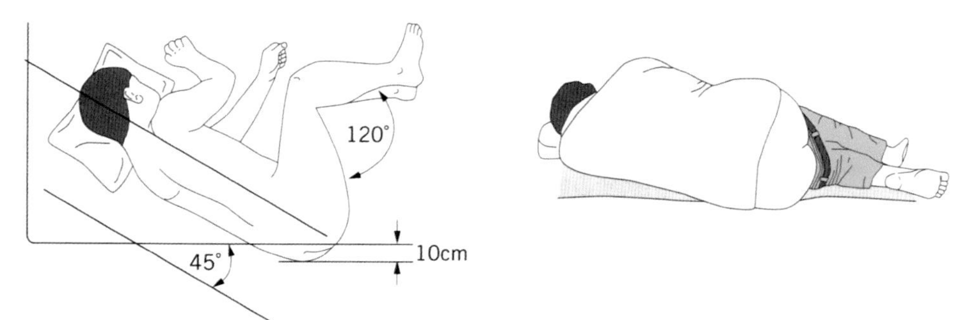

图2 左侧卧位，Sim's 体位。使患者取左侧卧位，膝关节和髋关节充分屈曲，使臀部向后突出。让助手将右臀部皮肤向上牵拉时，就很容易进行肛门的诊察
（转载自“岩垂純一. 実地医家のための肛門疾患診療プラクティス, 改訂第2版. 永井書店, 2007”）

领会并经常地进行肛门诊察。

肛门诊察的临床实践

在IBD的治疗中，因为对象大多都是年轻人，需要尽可能地照顾到患者的羞耻感。肛门诊察基本上是通过视诊、触诊、直肠指诊（双指诊）、肛镜进行诊察。体位有截石位和左侧卧位（即Sim's体位）。截石位在使用肛镜的诊察中能够很好地观察肛门内，还由于易于牵拉臀部皮肤，所以漏诊肛门周围病变的情况变少，适用于瘘管扩展到大范围的CD病变的诊察（**图1**）。但是，缺点就是由于患者的羞耻感而难以被接受。Sim's体位相对来讲患者的羞耻感较轻，体位可以简单地达到要求，很简便。如果让助手用力向上牵拉臀部皮肤的话，也可以对肛门周围进行诊察，适用于在一般内科的诊察（**图2**）。

在视诊时，将肛门皮肤向外侧牵拉，观察位于肛缘的肛裂、皮赘、肛门的变形和分泌物。此外，将范围扩大至外阴部、臀部，观察有无发红、肿胀、湿润等表现的病变（**图3a**）。在触诊时，用食指按压肛门外缘的皮肤，确认有无硬结、脓肿、瘘管（**图3b**）。这时，将肛门皮肤向外牵拉，使皮肤紧张时就很容易查知病变。直肠指诊多伴有不快感和疼痛，请慎重小心地进行。需要注意，在最初的诊察中使患者产生恐惧心理的话，以后的诊察就会变得非常困难。在食指或小指上涂上润滑膏，缓慢插入到肛管内，诊察有无压痛、硬结以及管壁的形状。这时当用拇指和食指夹住肛管时就容易查知病变（双指诊）（**图3c**）。

在肛镜检查中，笔者使用通常被称为“双壳贝”的Strange型肛镜。因为在一个视野中可以连续观察直肠、齿状线、肛管、肛缘、皮肤，所以适用于病变的详细观察（**图4**）。当由于肛

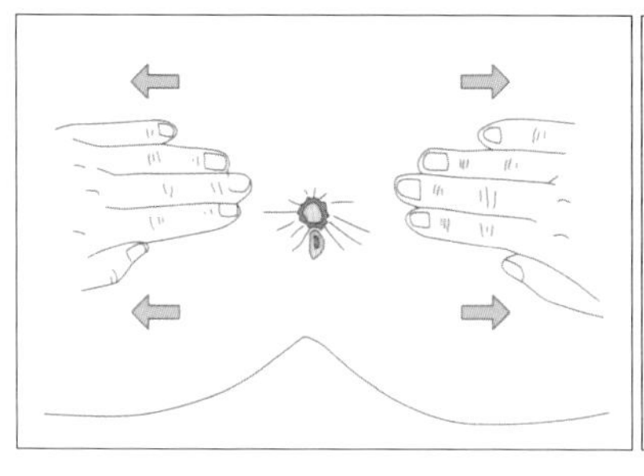

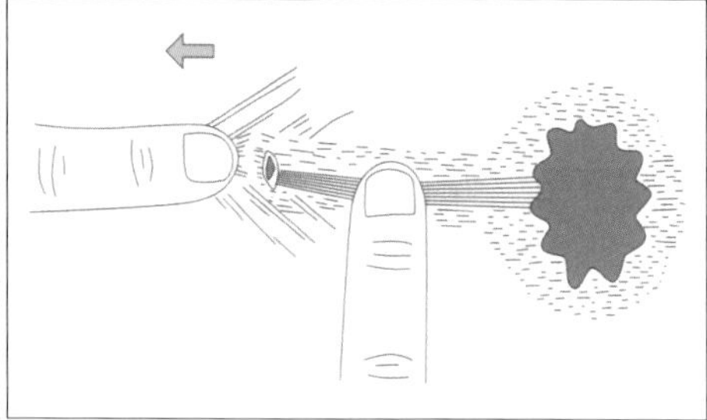

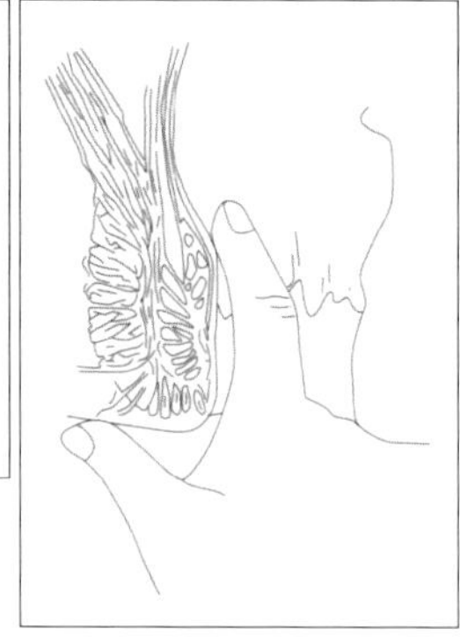

a | b | c

图3 肛门诊察

a 视诊。将肛门皮肤向外侧牵拉，在从肛缘到外阴部、臀部的广阔范围内观察。**b** 触诊。当将肛门的皮肤向外侧牵拉时，很容易触知到瘘管、硬结。

c 直肠指诊（双指诊）。用拇指和食指夹住肛管，诊察脓肿和硬结。

（转载自“岩垂純一. 実地医家のための肛門疾患診療プラクティス, 改訂第2版. 永井書店, 2007”）

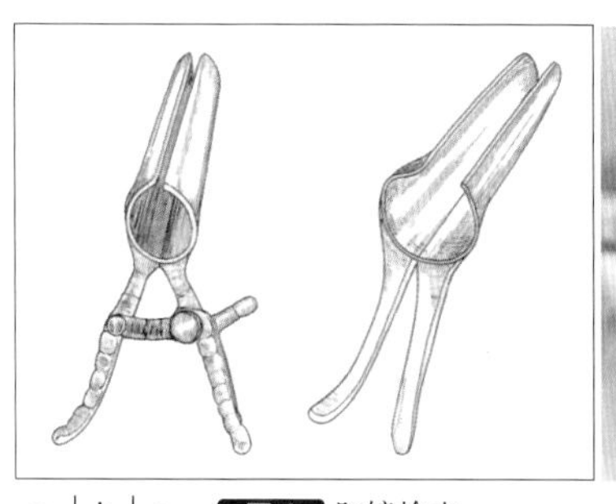

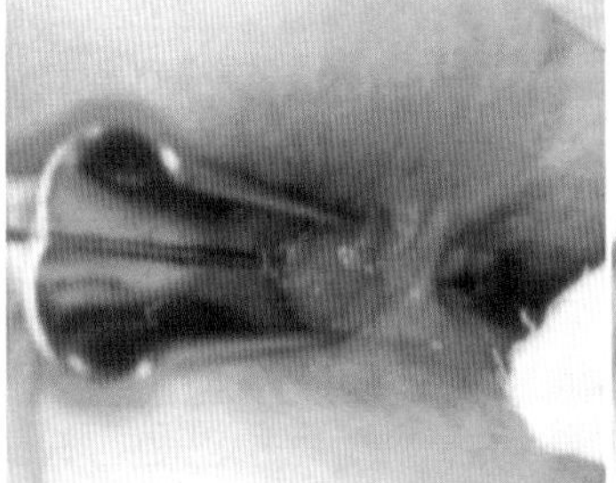

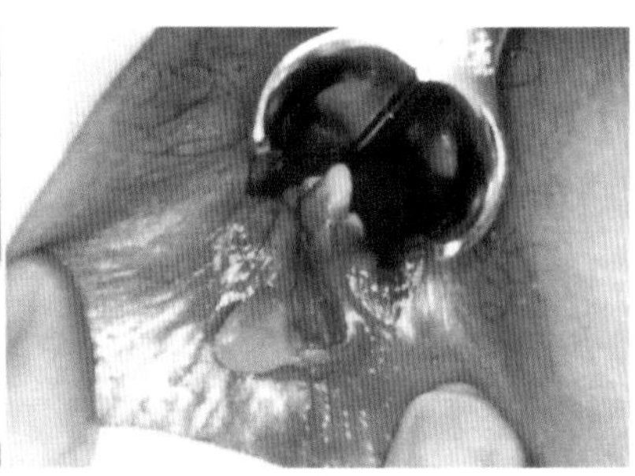

a | b | c

图4 肛镜检查

a Strange 型肛镜。

b 通过 Strange 型肛镜检查肛门。使内痔脱出到肛门外。

c 在肛裂的口侧见有肛门息肉。

管狭窄和剧烈疼痛而难以观察时或怀疑是癌时，进行在麻醉下的病变部的诊察和活检（examination under anesthesia, EUA）。麻醉法方面，可以选择医院条件允许的硬膜外麻醉、腰椎麻醉、全身麻醉等方法。

CD的肛门病变

如 Hughes 等所提示的那样，CD 的肛门病变是由 CD 本身的病变（原发性病变）引发的病变（继发性病变），当分类为普通的肛门病变（incidental lesion）时容易理解。原发性病变是指发生于肛管的 CD 病变本身，本质上与在肠道可见的溃疡病变一样，是内科治疗的对象，不进行外科治疗。继发性病变是原发性病变因感染、物理性刺激、创伤愈合机制而产生的病状，有脓肿、瘘孔、狭窄、癌等，与肠道的瘘孔、狭窄一样，是外科治疗的对象。偶发病变是合并于 CD 的普通的肛门病变，不是 CD 病变，但也有与复杂瘘管等继发性病变相鉴别较难的病变，需要注意（**表 1**）。

UC的肛门病变

合并于 UC 的肛门病变的绝大部分是由于 UC 的症状恶化而导致的多次腹泻所引起的普通的肛门病变，多为痔、肛裂、肛门周围脓肿。偶尔因为前部的直肠黏膜脆弱而引起直肠阴道瘘（继发性病变），治疗困难。

但肛瘘、肛门周围脓肿在 UC 的活动期发病时，有时因用类固醇药、免疫调节剂、生物制剂等强有力的内科治疗而处于免疫功能低下状态，

表1 **CD肛门病变的病状**

原发性病变	肛门部位的克罗恩病（溃疡性病变） 肛裂、空洞化溃疡、溃疡水肿痔、侵蚀性溃疡
继发性病变	作为原发性病变的机械性、物理性或感染性并发症而发生的继发性病变 肛周脓肿 / 瘘、阴道瘘、皮赘、狭窄、癌
偶发病变	偶发合并的肛门病变 肛周脓肿 / 瘘、皮赘、痔、隐窝炎

［引用自 "Hughes, et al. Perianal disease in Crohn's disease. In Allan RN (ed). Inflammatory Bowel Disease, 2nd ed.Churchill Livingstone, London, pp 351-361, 1990"，部分有改变］

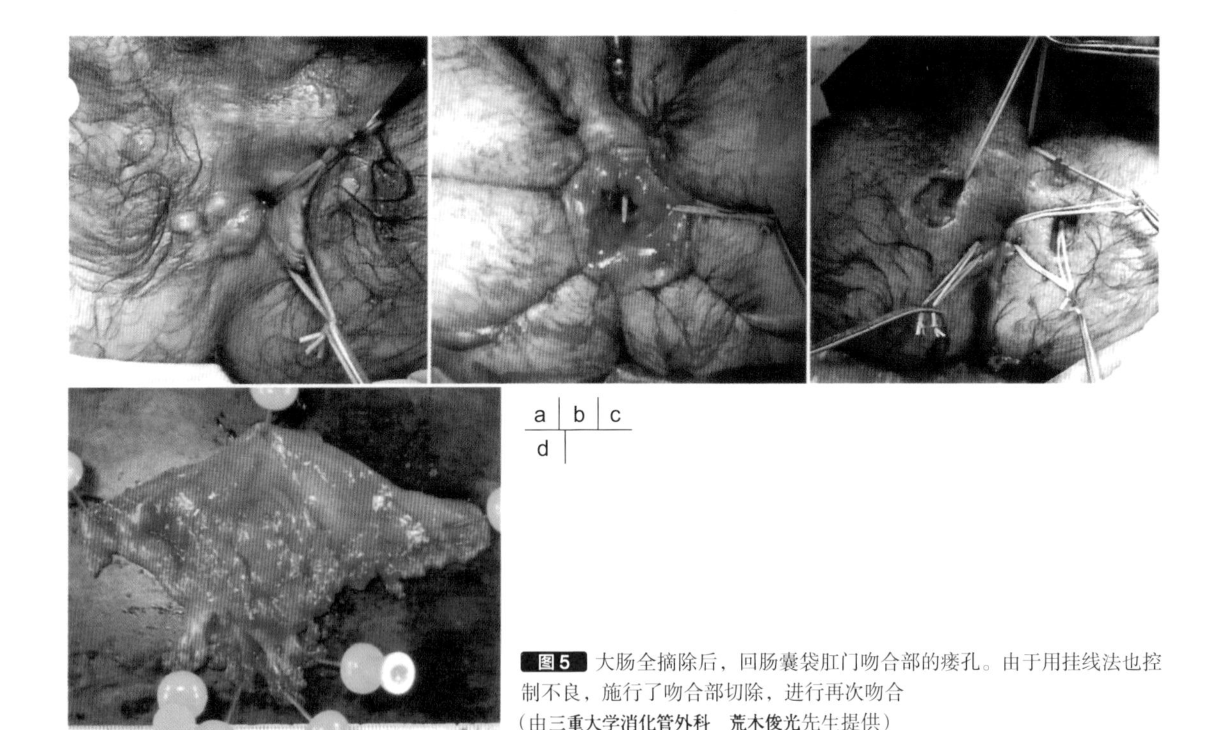

图5 大肠全摘除后，回肠囊袋肛门吻合部的瘘孔。由于用挂线法也控制不良，施行了吻合部切除，进行再次吻合
（由三重大学消化管外科　荒木俊光先生提供）

或因营养不良而引起感染加重。在这个时期应抑制感染的扩散，在早期进行充分的引流，给予抗菌药物。根治术是在UC缓解状态的时期施行。大肠全摘除后的吻合部、回肠囊袋炎发生的肛瘘大多难治，虽然也有报道称挂线法、生物制剂有效，但也有需要再次手术的病例（**图5**）。

CD肛门病变的形态特征

1. 溃疡病变

一般性肛裂，是由硬便、多次腹泻等机械性刺激所引发的肛管损伤，多发生于6点、12点方向，急性期在肛门上皮可观察到比较浅的溃疡，在排便时和排便后伴有剧烈的疼痛。溃疡止于肛管内，没有扩展到直肠、肛门外侧的皮肤上。当慢性化时溃疡会扩展至内括约肌，由于肌肉的硬化而呈现肛门狭窄。另外，在肛门外缘的皮肤上见有哨兵疣（皮赘），在肛管内见有肛门息肉（肥大乳头），特征为触摸时有"硬邦邦"的感觉。

另一方面，在CD患者肛门部可以看到的溃疡是CD病变本身，与肠道一样呈不则形溃疡、纵行溃疡、深陷溃疡等多种多样的形态。溃

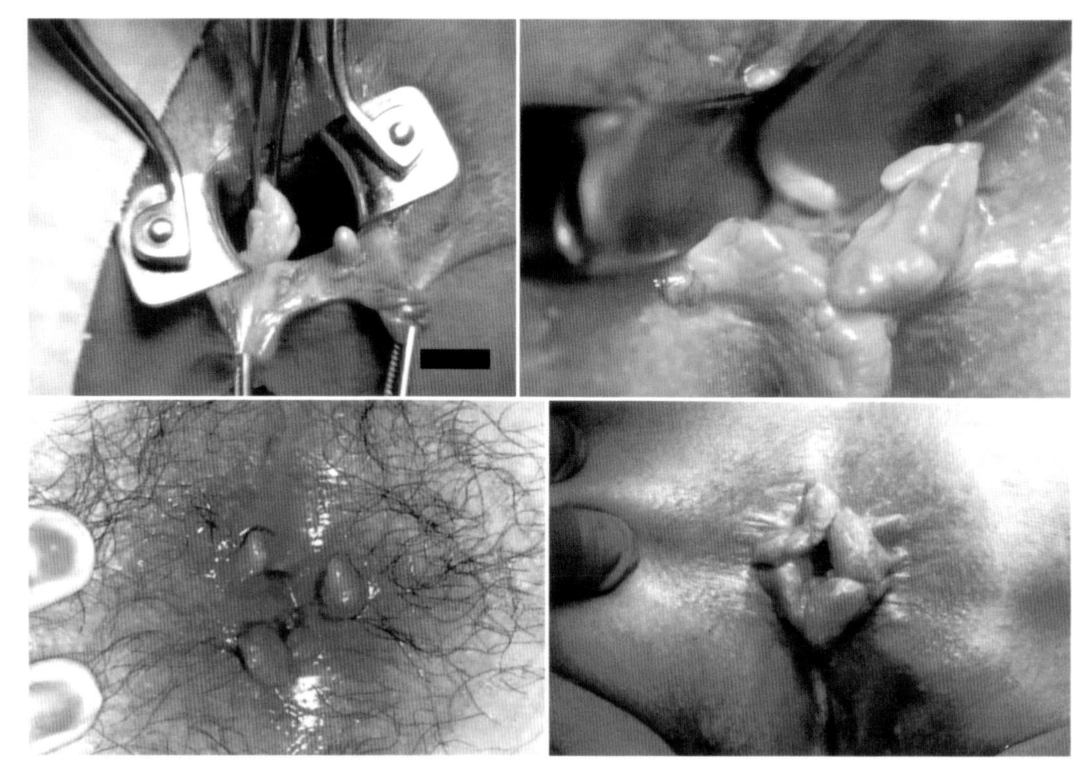

a	b
c	d

图6 一般性肛裂的典型表现（**a**）和伴于 CD 的肛裂（**b** ~ **d**）
a 一般性肛裂。在肛管的口侧见有硬皮赘，在肛管见有浅溃疡，在肛门外侧见有皮赘。
b~d CD 的肛门病变。
b 水肿状肥大的皮赘。在口侧见有大范围的溃疡。
c 在多发皮赘的口侧见有不规则形溃疡。
d 水肿状、肥大化、多发的皮赘。在 10 点方向见有脓肿。

疡在肛侧越过肛门上皮扩展到外侧的皮肤，在口侧达到直肠黏膜。由于是多发，所以可以与一般性肛裂相鉴别。皮赘由于与各个溃疡相对应，形成于肛门外侧，所以多发于多个方向；由于皮下淋巴水肿的原因，经常巨大化，在口侧见有纵行溃疡，比普通肛裂的皮赘柔软。这些多种多样的形态混杂在一起是 CD 肛门病变的特征。特征性的肛门表现是克罗恩病诊断标准的次要表现之一。但是，如果是习惯了的肛门科医生来看的话，也能一眼就能诊断为 CD 的表现，在笔者所在医院也有很多这样根据典型的表现检查肠道而达到 CD 诊断的病例。另外，也有在初次肛门诊察时在肠道无 CD 病变，在后来的检查中出现肠道病变而诊断为 CD 的病例（**图6**）。

2. 脓肿、瘘孔病变

一般性肛门周围脓肿、肛瘘是由于隐窝腺体感染（crypt-glandular infection），在肛门周围形成脓肿，通过自溃、切开而形成瘘孔的病变。原发瘘口几乎都在肛门隐窝，感染扩大到肛门腺（原发灶），由此形成瘘孔。除了深部肛瘘以外，瘘管大多是简单的。因此，只要能彻底切除原发瘘口和原发灶，充分引流脓肿，就可以完全治愈（**图7，图8**）。

另一方面，CD 的脓肿、肛瘘是在肛门、直肠的深陷的 CD 病变上引起感染和瘘管的闭塞，形成脓肿、瘘孔，瘘管呈复杂的走行，多发继发性瘘口。另外，也有因皮下的反复发炎而出现大面积脓疱疮的病例。然而，这样的脓肿、瘘孔虽

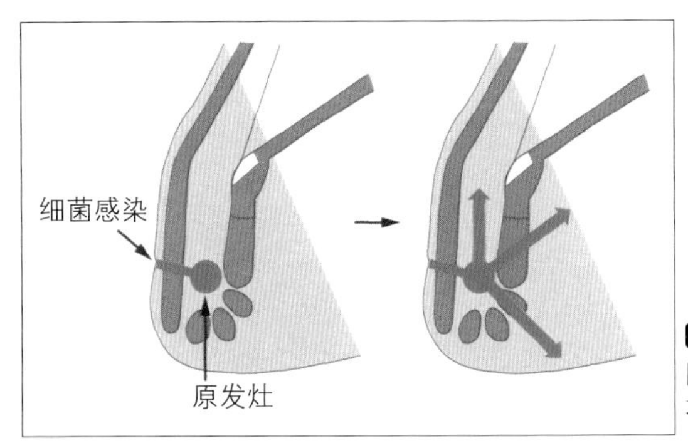

图7 一般性肛瘘的成因。从肛门隐窝感染到肛门腺，形成原发灶。瘘孔扩大到肌间、提肛肌上下

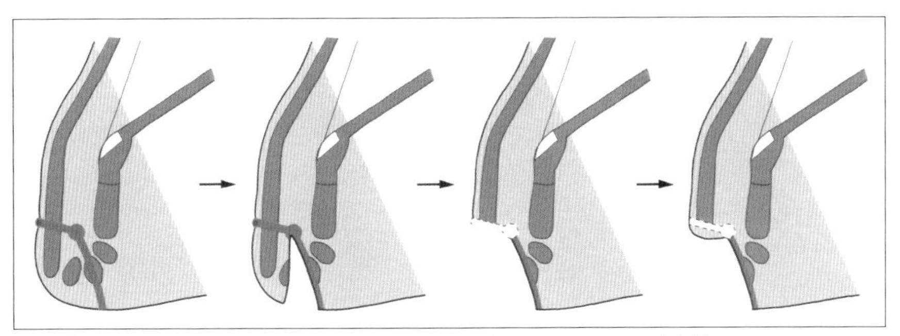

图8 一般性肛瘘的治疗。瘘管切除术。切除原发瘘口、原发灶，开放瘘管

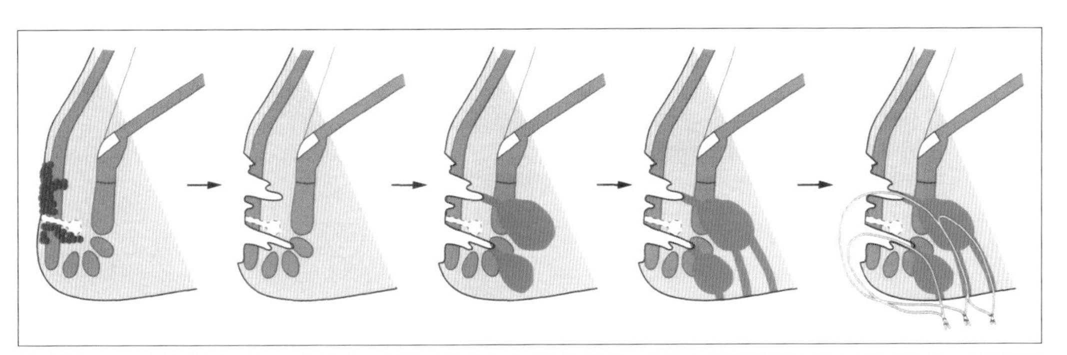

图9 CD肛瘘的成因。从CD的黏膜、黏膜下的炎症形成深陷溃疡。在源自溃疡底部的瘘孔上形成脓肿，贯穿到肛门外，形成肛瘘。治疗时插入泄液线（seton）

然在CD病例中是特征性的，但不是特异性的，在糖尿病合并、免疫缺陷状态等CD以外的情况下有时也呈同样的形态。因此，看到这样的病变无法立即诊断为CD，但有必要怀疑是CD而进行肠道检查（**图9~图11**）。

3. 直肠阴道瘘

为直肠肛门前壁的深陷溃疡贯通到阴道后壁的病状，也有无症状而在肛瘘手术时被发现的情况，但当瘘管变粗时就会出现从阴道的排气、便液漏出的现象，QOL显著降低。通过灌肠检查、排便造影（利用模拟大便在透视下再现从直肠排出大便的状态的检查）也可以诊断。虽然尝试了多种多样的治疗方法，但复发情况较多。

4. 直肠肛门狭窄

如前所述，即便是一般性肛裂，当慢性化时也会导致肛门狭窄。但是，一定会有长期反复肛裂的小插曲，不要误以为是CD病变。在CD的直肠肛门狭窄中，有由于浅溃疡等黏膜的炎症在齿状线附近引起膜样环状狭窄的，也有由于黏

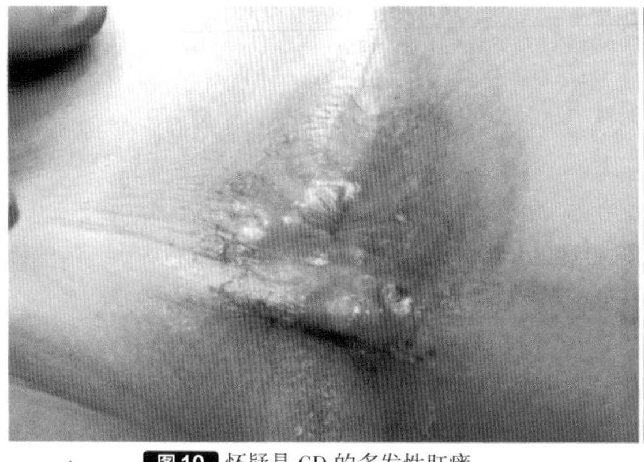
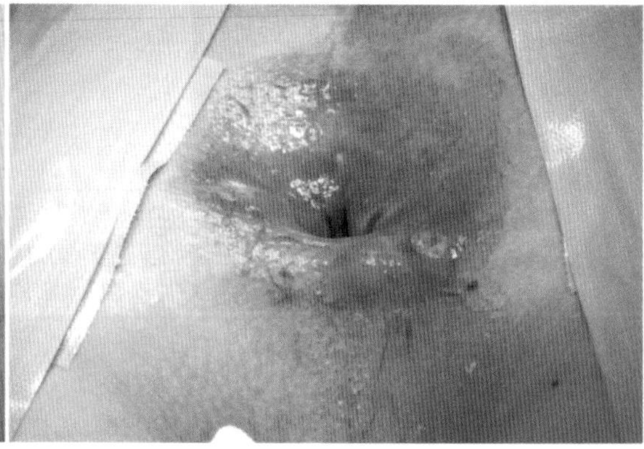

a | b **图10** 怀疑是 CD 的多发性肛瘘
a 多发性肛瘘。
b 在肛管内见有纵行溃疡，怀疑是 CD，通过肠道检查诊断为 CD。

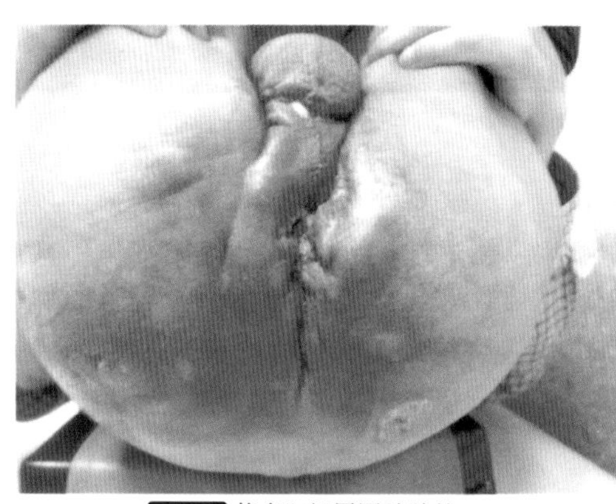
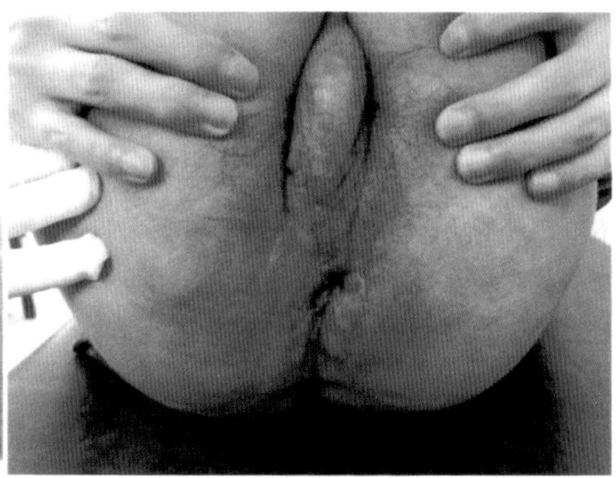

a | b **图11** 伴有肛门周围脓肿的 CD
a 伴有脓疱疮的大范围扩展的肛瘘、肛门周围脓肿。
b 人工肛门造口后，炎症减轻，脓肿消失了。

膜下反复发生炎症所致的纤维化而引起长管状全层性狭窄的，治疗方法不同。也有在长时间炎症持续时狭窄癌变的病例，需要注意。

CD肛门病变的治疗

1. 溃疡病变

对溃疡病变通常进行内科治疗。即从 5- 氨基水杨酸（5-aminosalicylic acid, 5-ASA）制剂、营养疗法、类固醇类药物、免疫调节剂开始，在控制不良时考虑使用生物制剂。由于肛门的溃疡病变本身缺乏临床症状，活动性方面大多与口侧肠道病变的活动性相关，因此也可以借鉴这一点选择治疗方法。

2. 脓肿、瘘孔病变

对于 CD 的脓肿、瘘孔，不施行常规的肛瘘根治术（切开切除开放术、括约肌保存术）。与肛门功能的低下有关，在常腹泻的 CD 患者中易引起便失禁，在将脓肿、瘘管等继发性病变充分引流的基础上，要谋求对原发性溃疡病变的控制。对于轻度脓肿的治疗，首先进行给予抗菌药物等保守治疗。当脓肿增大或反复发生时，进行切开、排脓。通常在门诊于局部麻醉下进行，但当脓肿过大而达到深处时则需要住院，在腰椎麻醉下充分进行切开、排脓。由于在腰椎麻醉下感觉不到疼痛，可以仔细观察原发瘘口直肠肛门溃疡。如果溃疡的活动性高，则引入生物制剂治

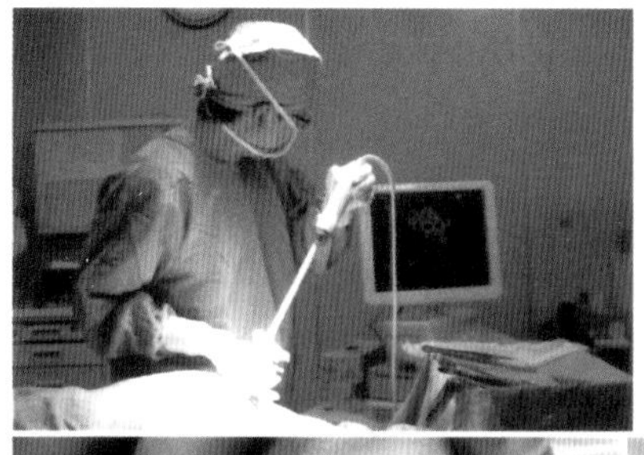

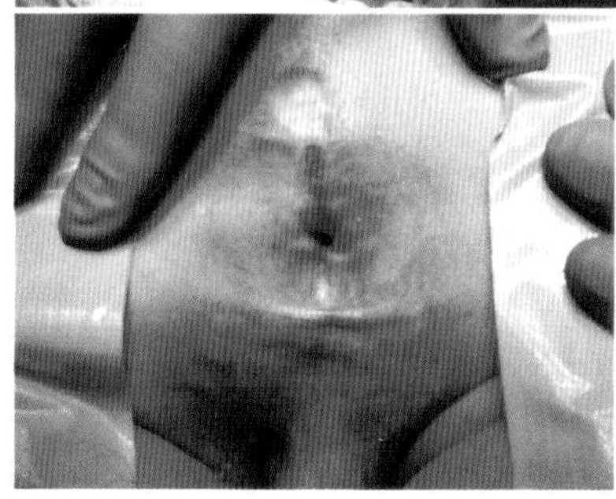

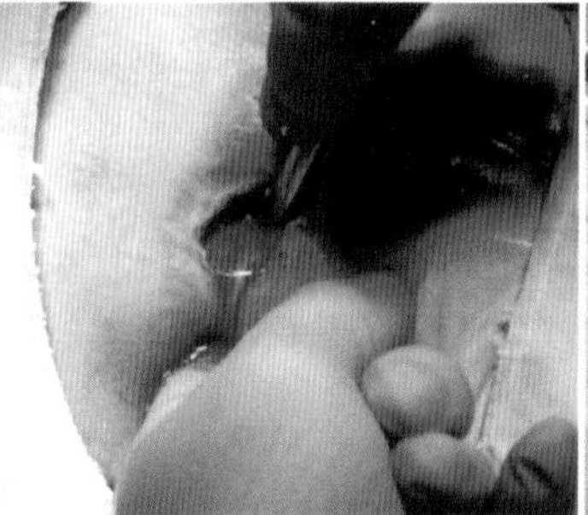

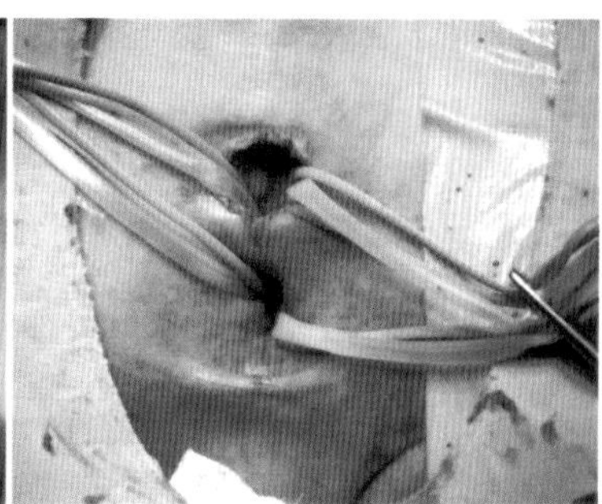

a | b | c | d

图12 CD 肛门周围脓肿的切开排脓，引流管插入术。在腰椎麻醉下，边通过超声确认脓肿边切开排脓。将彭罗斯引流管和导管袢插入瘘管

疗。另外，在反复肿胀、排脓的情况下，插入引流管。从瘘管的原发瘘口溃疡病变通过脓肿腔把引流管一直插入到继发瘘口，通过肛管呈袢状留置，引流效果好，对括约肌的损伤也小，可以长期地控制脓肿。虽然关于是否将引流管通过原发瘘口有不同意见，但在笔者所在医院为了使引流充分发挥作用，采取通过原发瘘口留置的方法。在术中通过超声检查边确认脓肿边充分切除继发性瘘口周围的肛门皮肤，把彭罗斯引流管（Penrose drain）和导管袢（vessel loop）都留置于相同的瘘管中。因为不是切割挂线术（cutting seton），所以引流减缓。在施行挂线法时需追加生物制剂。虽然烟卷式引流有较强的引流效果，但由于伴有不适感和疼痛，如果脓肿的引流良好，1 周左右就可以拔除。由于导管袢不适感较轻，也可以长期留置，但在原发瘘口的炎症稳定阶段应考虑拔除（**图12**）。

3. 直肠阴道瘘

虽然对从阴道的气体、粪便流出量多且伴有剧烈疼痛等而 QOL 显著降低的病例施行切除瘘孔并将阴道黏膜皮瓣状缝合闭锁的皮瓣推移术（flap advancement），但复发情况仍较多。在笔者所在医院是分为阴道侧和直肠侧插入 2 根泄液线的，如果由于使用生物制剂而原发瘘口的炎症消除了的话，及早拔除阴道侧的泄液线，尝试使阴道的瘘孔闭合。用此法大约试验了 10 例，虽然半年到一年之内复发的病例较多，但也有瘘管没有再次开通而保持闭合的病例。由于该法的手法简单，可以在泄液线插入时同时施行，今后想增加病例进行研究（**图13，图14**）。但是，直肠阴道瘘是治疗困难的病状，有较多病例不得不进行人工肛门造口或直肠切断术。

4. 狭窄

如前所述，直肠肛门狭窄有在齿状线附近的膜状狭窄和全层性的伴有一定长度的全层性狭窄。膜状狭窄是黏膜的炎症性狭窄，在麻醉下用手指或探条（bougie）扩张，与在肠道的气囊扩张术相同。在引起再次狭窄的情况下，在门诊定期地用探条进行扩张。如果全层性狭窄部位的口侧是在腹膜反折部位以下，在腰椎麻醉下从外括约肌的外侧进行切开，切除内括约肌外侧的坚硬结缔组织，使其与只有黏膜、肌层的膜状狭窄呈相同状态，然后扩张肛管。如果有活动性炎症，也切除一部分黏膜、肌层，插入泄液线。在炎症严重部位的 2 ~ 3 处进行切除即可，注意尽可能使内括约肌的损伤降到最低。采用这样的处置方

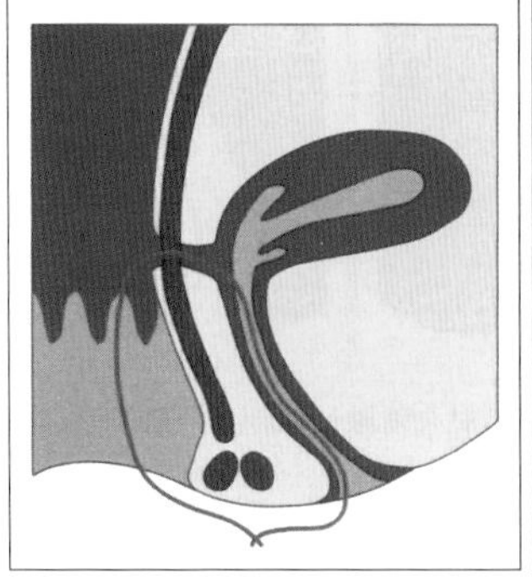
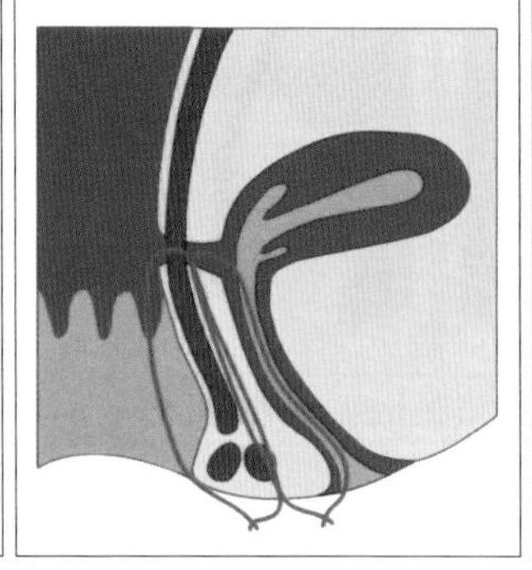
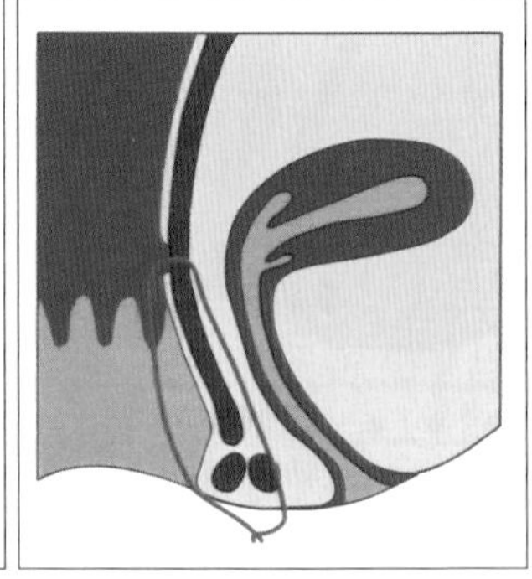

a | b | c **图13** 通过引流管分开进行阴道瘘闭合的方法

a 即使原样把引流管贯通阴道瘘，瘘孔也不闭合。

b 把引流管分开插入到阴道侧和肛门侧。

c 先拔除阴道侧的引流管，使阴道瘘闭合。

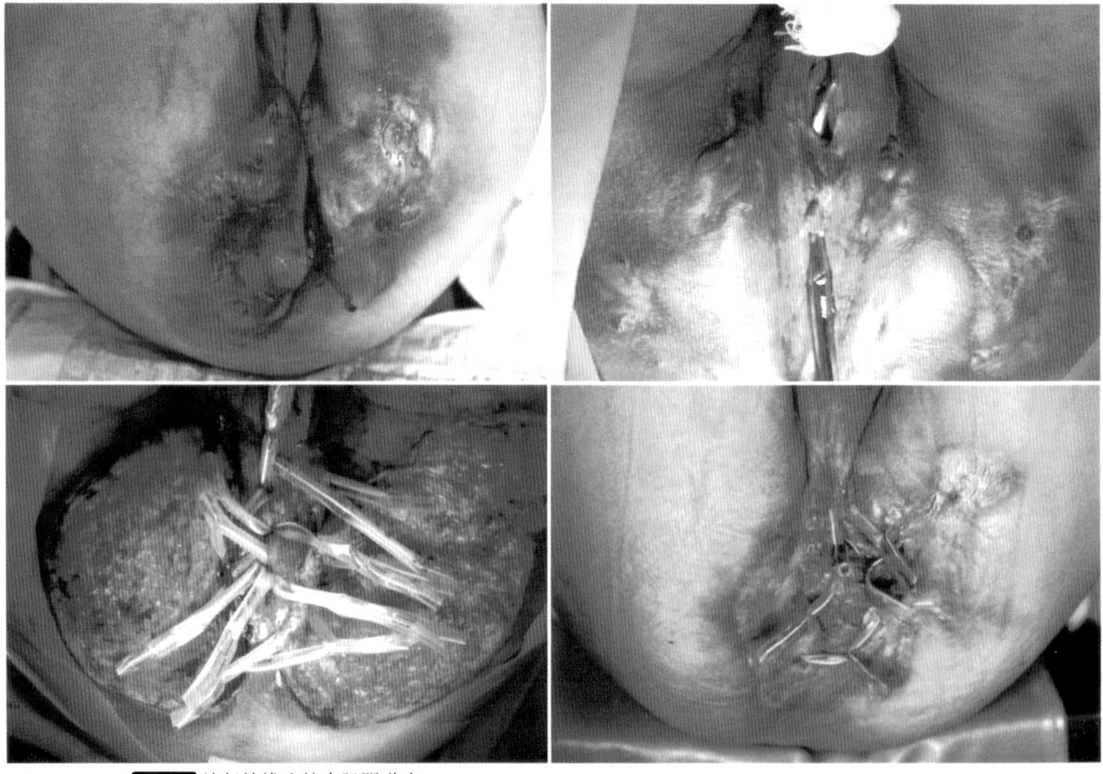

a b / c d **图14** 施行挂线法的直肠阴道瘘

a 大范围伴有脓疱疮的肛门阴道瘘。

b 将佩昂止血钳贯通肛门和阴道。

c 插入多根引流管。

d 4个月后，伤口缩小不少，将阴道侧的引流管拔除。

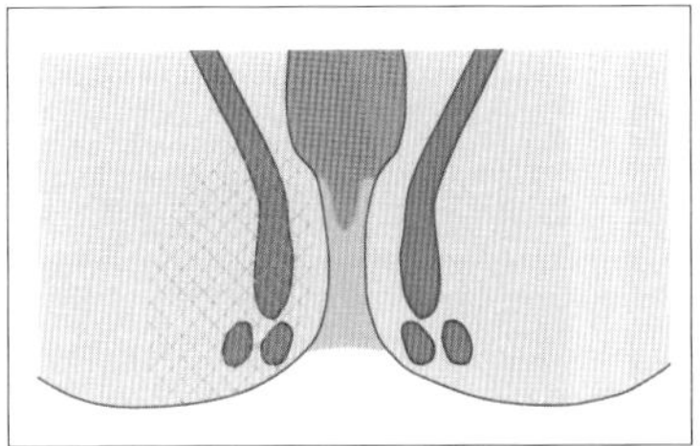
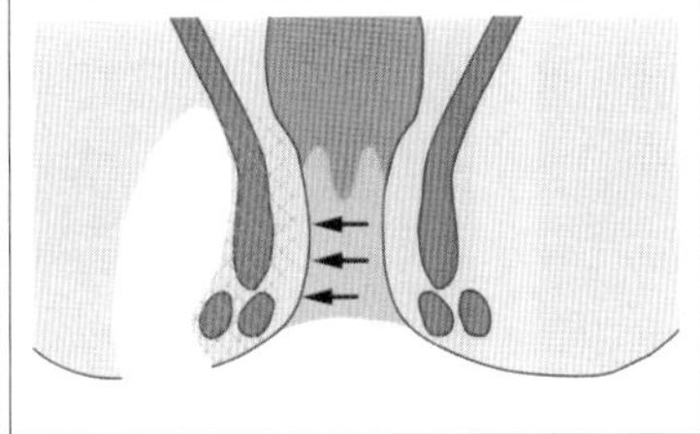
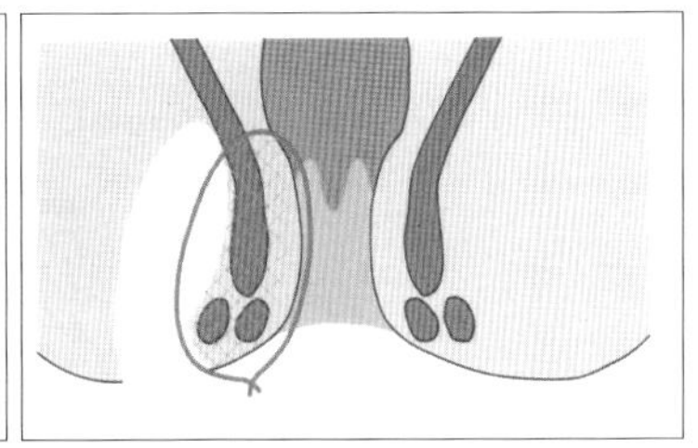

a | b | c **图15** 直肠肛门狭窄扩张术。在内外括约肌的外侧切除坚硬的炎症性结缔组织，扩张肛管。如果有活动性炎症，就插入泄液线

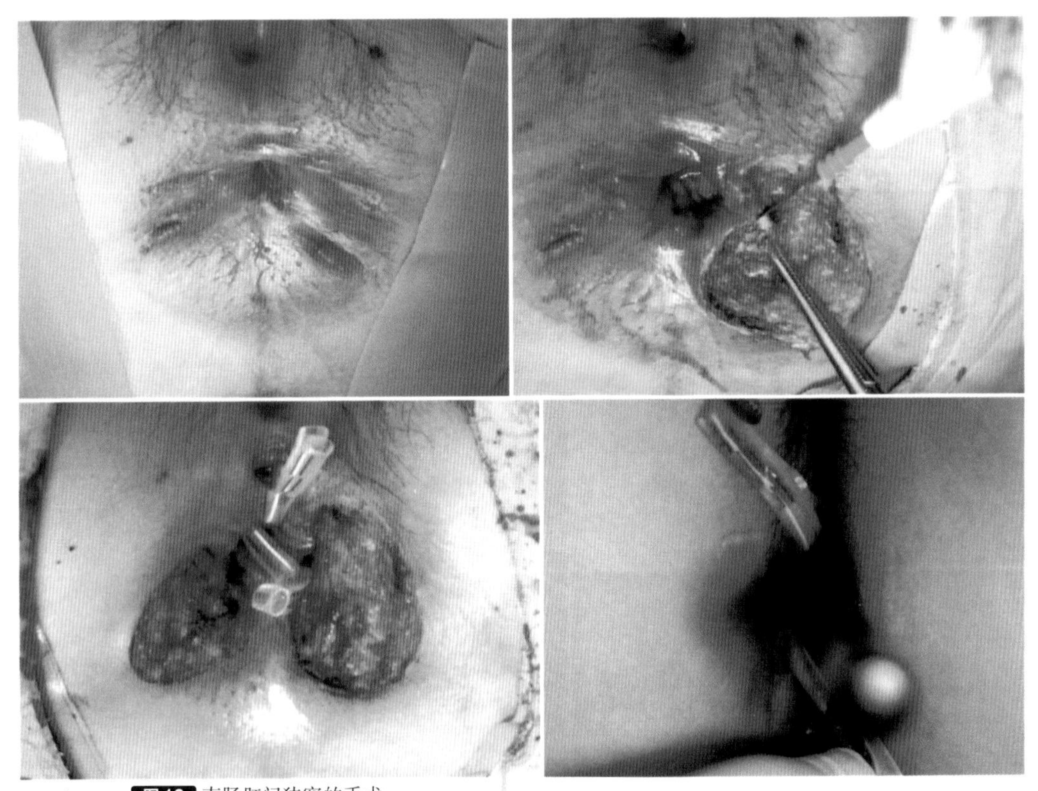

图16 直肠肛门狭窄的手术

a 伴有多发性肛瘘的直肠肛门狭窄。
b 保留内括约肌，切除肛门周围的坚硬的炎症性结缔组织。
c 切除3处，插入引流管。
d 在门诊定期地插入探条进行扩张，预防再次狭窄。

法，即使是手指无法进入的狭窄也可以扩张；因为括约肌基本被保留，所以除了是在刚刚结束手术时以外，几乎不会引起大小便失禁。但是，因为早晚一定会引起再次狭窄，所以必须在门诊进行定期的探条扩张(**图15，图16**)。尽管如此，在狭窄继续发展或从腹膜反折部一直扩展到口侧的狭窄病例，适合进行人工肛门造口。

对于继发性病变，虽然可以通过这样的多种多样的外科处置来应对，但如果对原发性病变控制不良，就会马上复发。因此，适当的外科处置后对原发性病变的治疗非常重要，很多情况下需要在早期引入生物制剂的治疗。

5. 癌变

随着病程长的病例的增加，CD患者的癌变成为问题。日本的CD癌变部位与欧美不同，在直肠肛门发生的癌变占绝大多数。其预后极差，

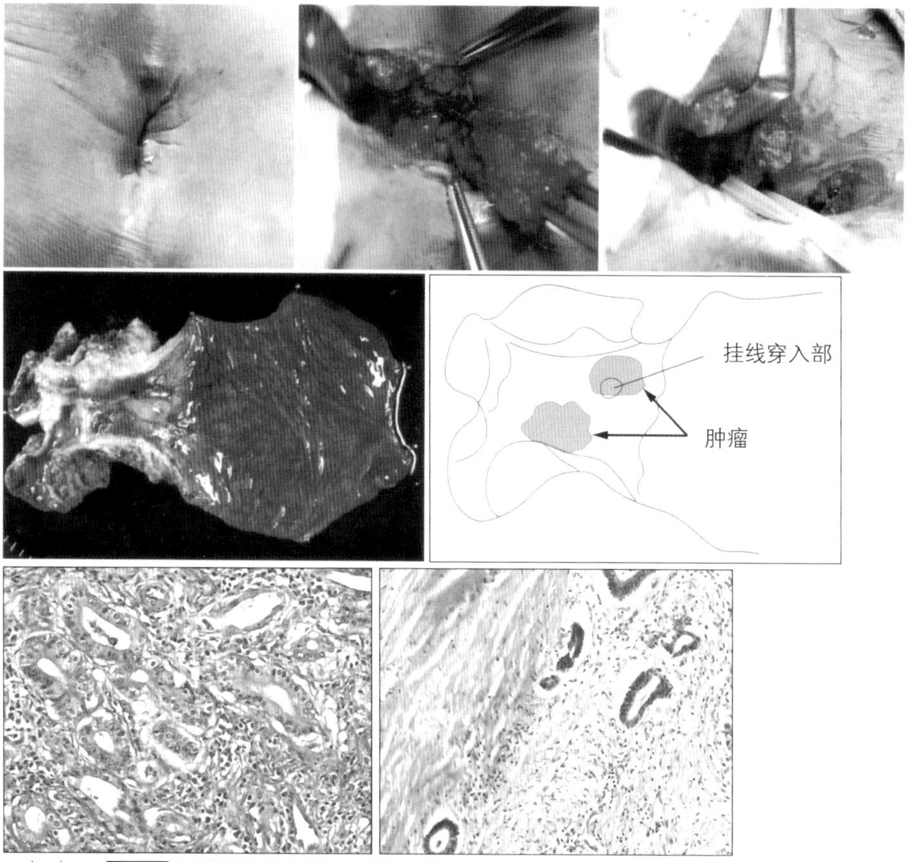

a	b	c
d	e	
f	g	

图17［**病例 2**］癌病例。32 岁，男性

a 直肠肛门狭窄。

b,c 将括约肌外侧的硬结缔组织切除至直肠黏膜，插入泄液线。在切除标本上见有腺癌。

d 施行直肠切断术。在切除标本上，在包括泄液线插入部在内的肛门直肠见有肿瘤。

e 略图。

f 中分化管状腺癌（HE 染色，×20）。

g 癌细胞向固有肌层浸润。PM0，DM0，ly1，v1，pApN0M0，Stage Ⅱ。因局部复发、膀胱浸润而再次施行了手术，进行化学疗法，但仍局部反复复发。

（由社会医療法人財团親和会八千代病院　松原秀雄先生，社本幹博先生提供）

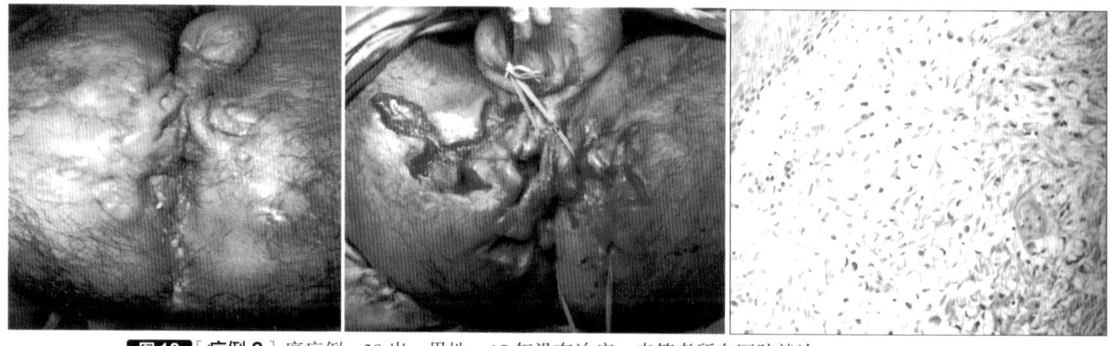

a	b	c

图18［**病例 3**］癌病例。38 岁，男性，15 年没有治疗，来笔者所在医院就诊

a 门诊就诊时的肛门表现。多发的继发性瘘口大范围扩展，由于通过灌肠检查发现降结肠狭窄，所以施行了结肠次全摘除术。

b 同时施行肛门部挂线法引流。在整个切除标本见有印戒细胞癌，在腹腔内的大网膜上也见有同样的癌细胞，诊断为腹膜播种转移，无法施行癌根治术。

c 肛门皮肤切除部的组织病理学表现。为印戒细胞癌。

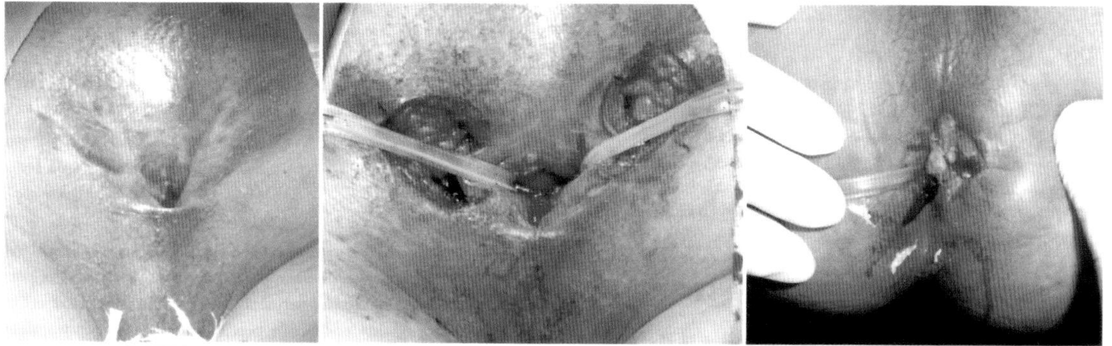

a | b | c

图19 [**病例7**] 癌病例。55岁，男性

a,b 由于肛门狭窄、脓肿，施行肛门扩张术，插入泄液线。

c 2年后在拔除泄液线的部位出现肿瘤，通过活检诊断为腺癌。在6个月前的肛门诊察中未发现异常。

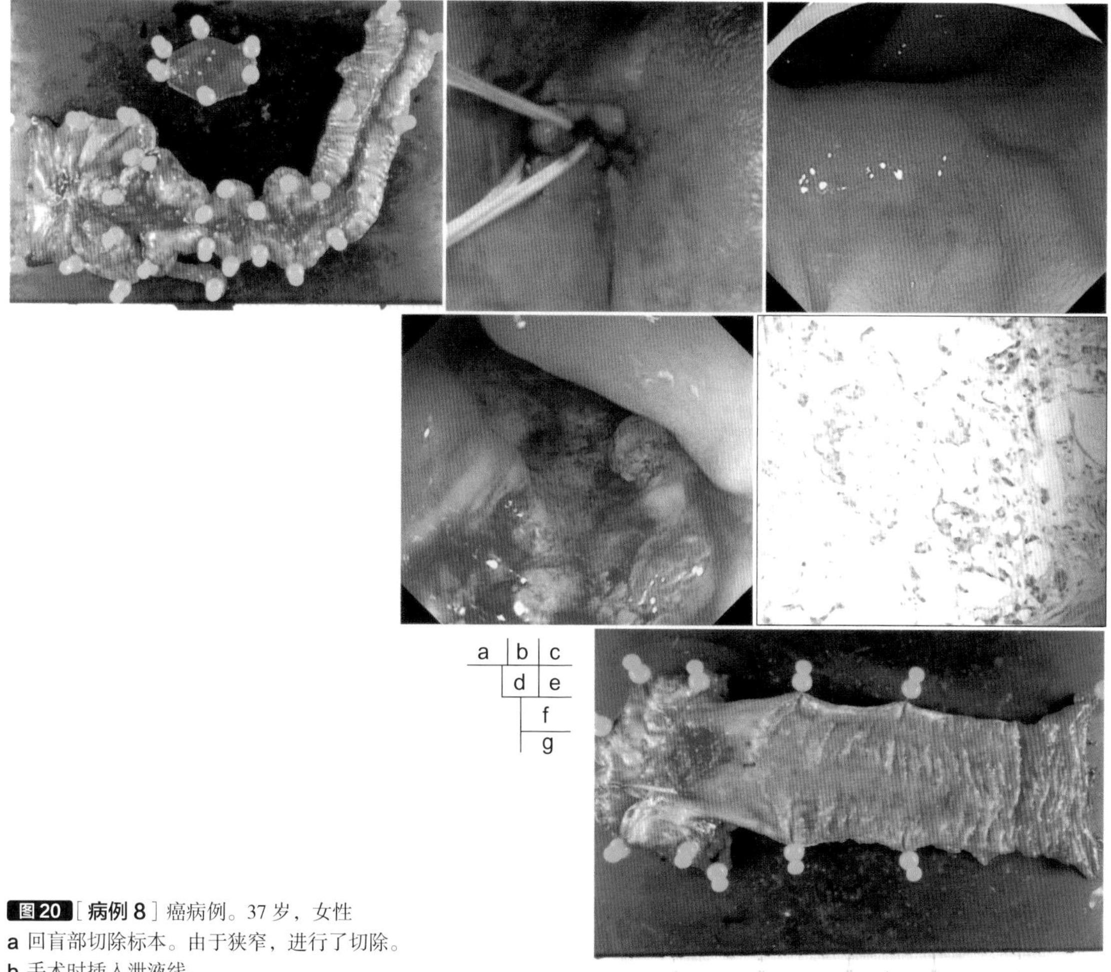

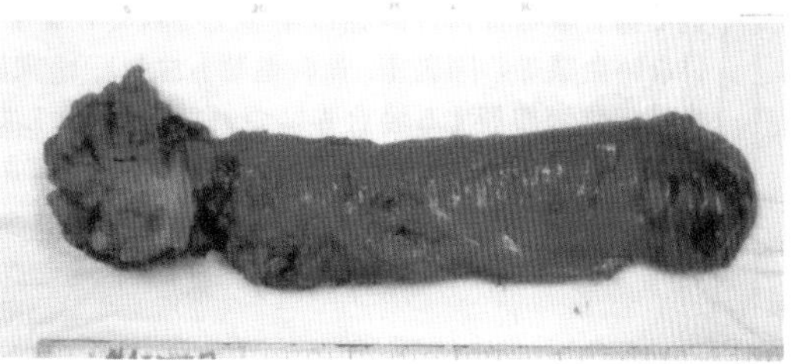

a | b | c
d | e
f
g

图20 [**病例8**] 癌病例。37岁，女性

a 回盲部切除标本。由于狭窄，进行了切除。

b 手术时插入泄液线。

c 同时期的直肠镜表现。

d 在6个月后的肛诊中触知肿瘤。通过直肠镜检查，发现易出血、产生黏液的肿瘤。

e 活检组织表现。黏液腺癌（mucinous adenocarcinoma）。

f 直肠切断术切除标本。在Ra、Rb见有2型的肿瘤。

g 在合并切除的阴道后壁可观察到癌的浸润。

（由三重大学消化管外科　荒木俊光先生提供）

表2 肛门部癌病例

病例	癌发病年龄	性别	CD史	肛门~Bio	Bio~癌发病	症状**	手术	根治度	转归	复发
1	42岁	男	25年	17年	1年	狭窄/疼痛	无法手术	骨转移	死亡	
2	32岁	男	17年	10年	7年	狭窄	APR ⇒ 膀胱全摘除	CurA	存活 65个月	局部复发
3	38岁	男	20年	无	—	狭窄/脓肿	无法手术	腹膜播种	死亡	
4	36岁	男	15年	13年	2年	狭窄/黏液	APR	CurA	存活 23个月	局部复发
5	45岁	男	24年	22年	2年	狭窄/黏液	无法手术	腹膜播种	死亡	
6	46岁	男	22年	20年	2年	狭窄/脓肿	无法手术	腹膜播种	死亡	
7	55岁	男	25年	13年	8年	狭窄/脓肿	盆腔内脏全摘除	CurA	存活 16个月	局部复发 腹膜播种
8	37岁	女	21年	17年	4年	黏液	APR+ 阴道壁合并切除	CurA	存活 12个月	淋巴结转移 骨转移
9*	62岁	女	1年	30年	1年	疼痛	无法手术	肺转移 肝转移	死亡	

笔者所在医院的肛门病变的癌变病例。以30多岁、40多岁的男性居多。CD史在20年左右。除了1例以外均使用了生物制剂（Bio），但全部病例从肛门症状出现到使用Bio都经历了10年以上。在引入Bio后短期内发生的癌变病例较多。

*：［**病例9**］是作为UC在其他医院治疗了40年，肛门病变从30年前就存在。因肛门病变恶化到笔者所在医院就诊，根据肛门病变怀疑是CD，通过肠道检查诊断为CD。在肛门手术后1年发现癌。

**：癌发病时的症状几乎都有狭窄，除此之外还有疼痛、黏液流出、脓肿增大。能施行手术的只有4例，全部引起复发。无法手术的病例全部死亡，预后极为不良。

Bio：biologics，生物制剂；CD：Crohn's disease，克罗恩病；APR：abdominoperinealresection，经腹会阴联合直肠切除术。

虽然在日本厚生劳动省的小组会议上研究了相关的检测法的确立问题，但现状还是没有有效的手段。虽然也有人报道了每年1次在麻醉下从狭窄部位取材进行随机活检的有效性，但在实际临床中很难每年进行麻醉下的狭窄部位活检。CT、MRI等影像学诊断对早期发现无效，肿瘤标志物在初期也大多为阴性。临床症状为癌变时狭窄迅速进展，有时可见有疼痛、黏液流出等与平时不同的症状，在这种情况下重要的是积极地进行麻醉下的病变部位活检，即使呈阴性也要反复检查。但是，由于晚期CD的肛门病变本身就伴有狭窄、疼痛，因此大多数情况下很难捕捉到癌的特异性表现，很难早期发现。虽然在笔者所在医院经治的400个病例中有9例癌，但只有4例可以施行根治术，并且均引起复发，预后不良。另外，在笔者所在医院经治的癌变病例中，从肛门症状出现到开始肛门治疗经历了很长一段时间的病例或治疗中断的病例较多。导入生物制剂治疗也是在肛门病变相当严重出现狭窄以后导入的。由于癌的发病是在引入生物制剂之后，在短期内癌进展极快的病例较多，因此对于CD晚期的狭窄病变是否应该引进新的生物制剂治疗是今后的研究课题。对于克罗恩病肛门病变的治疗，与风湿性关节病变的治疗一样，应该在引起不可逆性变化之前，也就是说，在反复的全层性炎症引起严重狭窄之前引入生物制剂，不要造成无法容易地进行病变检查的、牢固的狭窄肛门是很重要的（**表2**）（**图17~图20**）。

结语

在IBD的诊疗中，肛门病变的诊疗极为重要，即便从早期发现癌这一点来说，希望内科医生也熟知简单的肛门诊察方法、IBD肛门的特征和表现，并积极地引入到日常治疗中去。

参考文献

[1] 二見喜太郎, 東大二郎, 平野由紀子, 他. Crohn病肛門病変に対する治療. 日外会誌 116:87-93, 2015
[2] Hughes LE, et al. Perianal disease in Crohn's disease. *In* Allan RN (ed). Inflammatory Bowel Disease, 2nd ed. Churchill Livingstone, London, pp 351-361, 1990
[3] 小山文一, 中島祥介, 藤井久男, 他. 炎症性腸疾患に合併した肛門病変の診断と治療. 臨外 70:178-185, 2015
[4] 東大二郎, 二見喜太郎, 前川隆文, 他. 潰瘍性大腸炎に合併する肛門病変. 杉田昭(編). 内科医にもわかる直腸肛門病変. 日本メディカルセンター, pp 33-38, 2009
[5] 辰巳健志, 杉田昭, 小金井一隆, 他. 潰瘍性大腸炎に合併した肛門病変. 成人病と生活習慣病 46:1549-1554, 2016
[6] 竹内健, 鈴木康夫. クローン病の直腸狭窄病変手術のタイミングは? IBD Res 10:125-130, 2016
[7] 太田章比古, 三浦由雄, 宮田美智也. Crohn病の肛門病変. 高野正博, 辻順行(編). 肛門疾患の診療—術式解説と動画で学ぶ. 中山書店, pp 184-188, 2007
[8] 杉田昭, 小金井一隆, 山崎安信, 他. Crohn病に合併した直腸肛門病変の手術. 手術 54:775-785, 2000
[9] 杉田昭, 小金井一隆, 辰巳健志, 他. Crohn病に合併した消化管悪性腫瘍. 胃と腸 47:1537-1544, 2012
[10] 二見喜太郎, 東大二郎, 永川祐二, 他. Crohn病発癌症例の診断・治療・予後. 消外 36:97-105, 2013
[11] 堀尾勇規, 池内浩基, 坂東俊宏, 他. 痔瘻癌. 成人病と生活習慣病 46:1600-1604, 2016

Summary

The Perianal Disease Complicated with IBD

Akihiko Ota[1], Michiya Miyata,
Seisaku Hukuhara, Sumirou Ieda,
Hiroo Ieda, Satoru Kondo[2]

The perianal disease complicated with IBD (inflammatory bowel disease) has a pathognomonic appearance, which indicates the precise diagnosis. Because the perianal disease induces negative effect on a patient's quality of life, the precise diagnosis and appropriate treatment of the perianal disease are critical in the clinical practice for IBD patients. In perianal CD (Crohn's disease), the primary lesion is treated with medication and the secondary lesion is treated by surgery, such as incisional or set-on drainage, and intensification of medication after drainage. In case of ulcerative colitis, perianal disease patient is treated identically as that for non-IBD patients. Recently, the numbers of patients with neoplasia associated with perianal CD have increased and show poor prognosis. Despite the prevalence of these cases, there is no effective surveillance method yet established for the same. Anal lesion is a gastrointestinal tract lesion that can be observed easily. Thus, it is critical to include examination of the anal lesions in routine to detect change in symptoms and the formation of anal lesion at the earliest possible.

[1] Proctology, Ieda Hospital, Toyota, Japan
[2] Department of Gastrointestinal Surgery, Mie University Graduate School of Medicine, Tsu, Japan

肛瘘癌的病理学特征

儿玉 真[1, 2]
小林 大辅[1]
阿部 佳子[2]
饭原 久仁子
佐原 力三郎[3]
八尾 隆史[4]

摘要●肛瘘癌是以难治性肛瘘为基础产生的罕见的癌。在本文中，笔者等研究了 80 例肛瘘癌病例，阐明了其病理学特征。肉眼分型是作者等比较提倡的，分为管外型、突出型、溃疡型 3 种类型。在所研究的对象病例中，这 3 种类型的数量大致相等，溃疡型有晚期病例和低分化的组织型更多的趋势。组织分型与迄今的报道一样，黏液腺癌占大半。免疫染色的结果是 CK7 比大肠癌的阳性率高，黏蛋白抗体有与大肠的黏液腺癌类似的表现。在 p53 的阳性病例和阴性病例中见有不同的特征。还报道了合并于克罗恩病（Crohn's disease，CD）的肛瘘癌在临床病理学方面的特征。笔者认为，今后有必要通过积累病例进行进一步的研究。

关键词 难治性肛瘘 肛瘘癌 黏液腺癌 病理学特征

[1] 東京医科歯科大学大学院医歯学総合研究科人体病理学分野
〒113-8519 東京都文京区湯島1丁目5-45 E-mail : mkodpth1@tmd.ac.jp
[2] 東京山手メディカルセンター病理診断科
[3] 同 大腸肛門病センター
[4] 順天堂大学大学院医学研究科人体病理病態学

前言

肛瘘癌是以难治性肛瘘为基础产生的罕见的癌。在 PubMed 上笔者等能确认的关于肛瘘癌的论文为 94 篇，在这些论文所报道的 221 例中有 57 例（25.89％）是来自日本。据报道，作为特征，肛瘘癌常常合并于克罗恩病（Crohn's disease，CD）患者，组织型多为黏液腺癌，预后不良。

本文将介绍通过分析笔者等所经治的 80 例病例而得到的肛瘘癌的病理学特征。此外，为便于读者理解肛瘘癌的病理学特征而附加有病例展示。

对象

分析了在东京山手医学中心于 1999—2016 年被切除的、能够进行病理学研究的 80 例肛瘘癌病例。因为在 2010 年的 WHO 分类中没有提到关于从肛瘘发病到发现癌的时间，所以在此次的研究对象中也包括时间未满 1 年的病例。

方法

原本是通过宏观图像进行肉眼形态的确认和长度的测定，但对于一部分资料不全的病例则通过切除标本的组织病理学观察进行评估。

由于肛瘘癌是从存在于壁内的肛瘘发生的癌变，所以与普通的大肠癌一样直接采用《大肠癌处置规则》中的肉眼分型不合适。因此，笔者等提出了①管外型、②突出型、③溃疡型这 3 型的分类方法。①管外型是癌止于壁内，从表面无法确认的病变（**图 1**）；②突出型是尽管癌从肛瘘口隆起性突出，但未见溃疡形成的病变（**图 2**）；

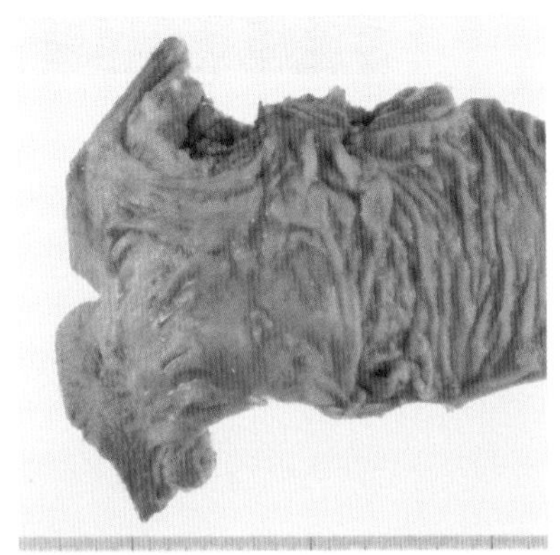

图1 肉眼分型：管外型。［**病例 1**］标本的外表图像。无法从黏膜面确认肿瘤病变

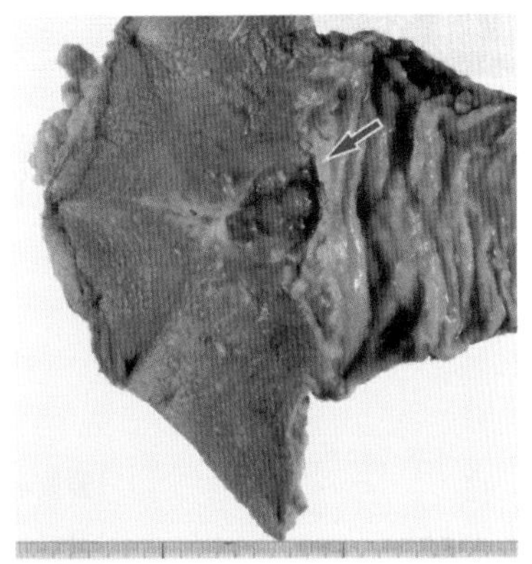

图2 肉眼分型：突出型。肿瘤从齿状线上的肛瘘开口部露出（红色箭头所指）

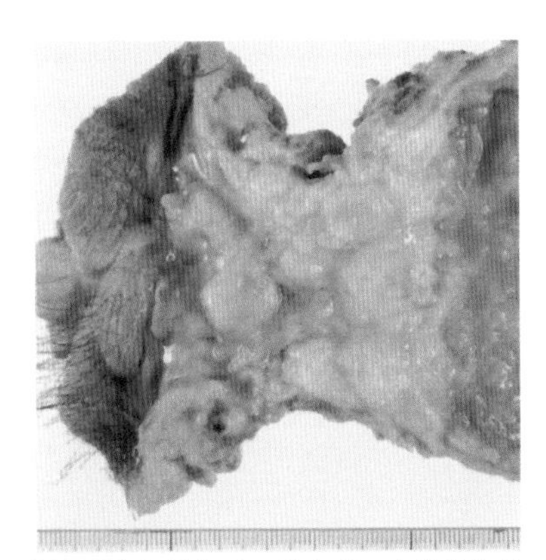

图3 肉眼分型：溃疡型。在横跨齿状线前后的区域形成全周性溃疡。在溃疡部分附着有黏液

表1 病例概况

性别（男:女）	72:8
平均年龄（最小 / 最大）	53.1（29/74）岁
背景疾病	
克罗恩病	17（21%）
溃疡性结肠炎	1（1%）

③溃疡型是形成 2 型或 3 型样的溃疡性病变（**图 3**）。

关于病变大小方面，由于肛瘘癌是以黏膜下为主体扩展的，所以很难通过肉眼判断其大小。因为在组织病理学方面是以肛侧断端的检查和沿着肛瘘走行的长轴方向的检查为主，所以只对长轴方向的病变长度进行了评估。

关于组织病理学表现方面，在参考诊断书的同时，为了使诊断标准和记载方法一致，对标本重新进行了评估。关于腺癌的组织学分类，基于《大肠癌处置规则》中对构成成分的比例进行了半定量评估。此外，关于黏液腺癌，分为癌成分环绕在黏液湖周围的高分化黏液腺癌（muc1）和单个细胞或团块状浮游于黏液湖内的低分化黏液腺癌（muc2）进行了评估。在各个病例中以比例最高的组织型为主组织型。

关于免疫染色方面，仅以腺癌为研究对象，对肿瘤中心部进行评估。在关于黏蛋白（mucin）的免疫染色中，施行了已知在大肠癌为阳性的 4 种标志物染色。p53 以阳性细胞在 50% 以上的判定为阳性病例。进行了 4 种错配修复基因 *MLH1*、*PMS2*、*MSH2*、*MSH6* 的染色，评估了在肿瘤部分的缺失。

结果

1. 临床病理学特征

男女比例压倒性地以男性居多，发病年龄也有 29 岁这样的年轻人发病。合并于 CD 的病例为 17 例，合并于溃疡性结肠炎的为 1 例（**表 1**）。

2. 形态学特征（表 2）

肉眼分型的 3 种类型的发病率相近。病变的长轴长度最短为 12 mm，最长为 255 mm，平均为 48 mm。组织分型正如此前所报道的那样，

表2 形态学表现

肉眼分型	
管外型	23（29%）
突出型	29（36%）
溃疡型	28（35%）
病变长轴长度（mm）	48（12/255）
主要组织型	
腺癌	
pap	1（1%）
tub1	9（11%）
tub2	8（10%）
por/sig	4（5%）
muc1	48（60%）
muc2	5（6%）
SCC	5（6%）
浸润深度	
pT2	7（9%）
pT3	57（71%）
pT4a	3（4%）
pT4b	13（16%）
脉管侵袭	
淋巴管	25（31%）
静脉	29（36%）
神经浸润	30（38%）
淋巴结转移	15（19%）

SCC：squamous cell carcinoma，鳞状细胞癌。

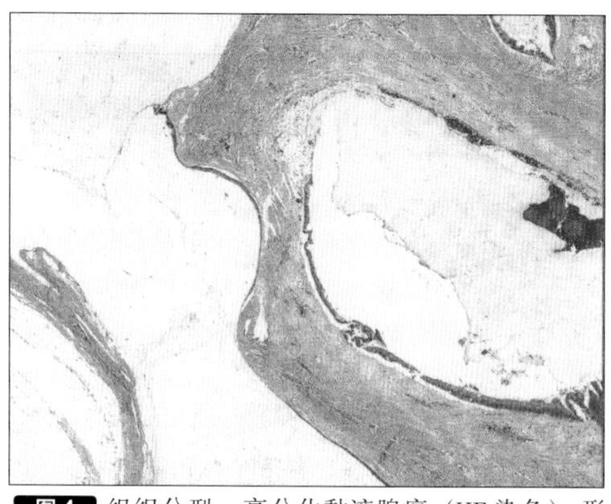

图4 组织分型：高分化黏液腺癌（HE 染色）。形成大大小小的黏液结节，其中一部分覆盖着长圆柱状至立方状的癌细胞

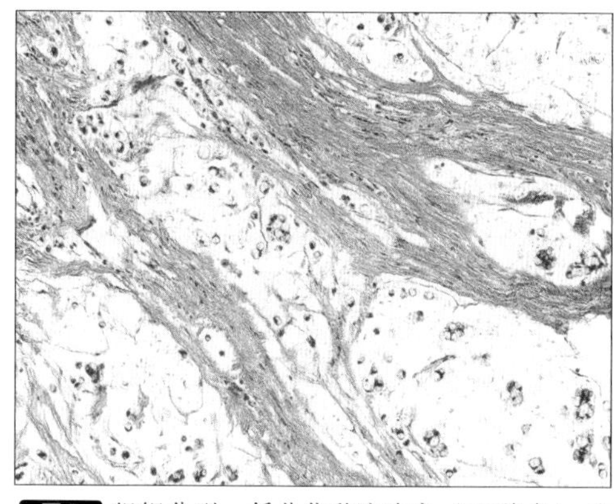

图5 组织分型：低分化黏液腺癌（HE 染色）。在黏液结节内有浮游的印戒细胞癌

腺癌的大半（71%；53/75）是以黏液腺癌为主组织型（**图4**），病例的 89% 伴有黏液腺癌成分。仅次于黏液腺癌的是伴有 tub1 的病例较多，可见于以黏液腺癌为主体的一部分病例。作为主组织型，tub1 和 tub2 的病例数基本相等，低分化腺癌也有 4 例（**图5**）。在黏液腺癌中，muc1 占大多数；muc2 的成分多与 muc1 一起被观察到。鳞状细胞癌（squamous cell carcinoma，SCC）的 5 例都是缺乏角化的低分化鳞状细胞癌。浸润深度方面，以 pT3 最多，其次是 pT4b，全部为 pT2 以上的晚期癌。

3. 免疫染色化学的特征（表 3）

CK7/CK20/CDX-2 的表达模式方面，+/+/+ 最多，有 37 例（49%）；其次是 −/+/+，有 26 例（35%）；然后是 +/+/−，有 5 例（7%）。在黏蛋白抗体方面，MUC2 的阳性率高达 96%，其次是 MUC5AC 的 68%。p53 在大约半数的病例呈阳性。只有 1 例见有错配修复基因 *MSH6* 的缺失。

病例

1. 临床经过

［**病例 1**］50 多岁，男性。大约 10 年前见有肛门部脓肿。13 个月前在本院就诊时对复杂肛瘘（ⅢB）施行了改良 Hanley 手术。在 1 个月前就诊时，在肛门外侧的 5 点方向确认有长径为 1 cm 大小的硬结，在切除时诊断为腺癌。通过磁共振成像（MRI）以右侧为中心从坐骨直肠窝

表3 免疫染色结果

免疫染色结果		病例1的免疫染色结果
CK7/CK20/CDX-2		
+/+/+	37（49%）	
+/+/−	5（7%）	
+/−/+	2（3%）	
+/−/−	2（3%）	
−/+/+	26（35%）	○
−/+/−	1（1%）	
−/−/+	1（1%）	
−/−/−	1（1%）	
MUC		
MUC1	3（4%）	(−)
MUC2	72（96%）	(+)
MUC5AC	51（68%）	(+)
MUC6	8（11%）	(−)
p53	40（50%）	(+)
MMR		
MLH1	0（0%）	(−)
PMS2	0（0%）	(−)
MSH2	0（0%）	(−)
MSH6	1（1%）	(−)

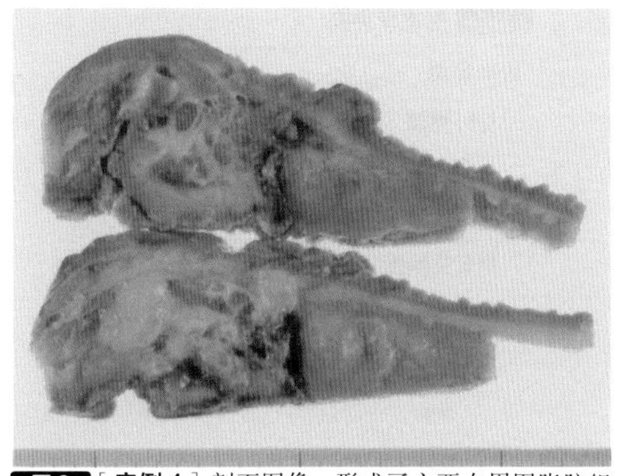

图6［**病例1**］剖面图像。形成了主要在周围脂肪组织内、大至10 mm大小、内有黏液的囊肿聚集的病变

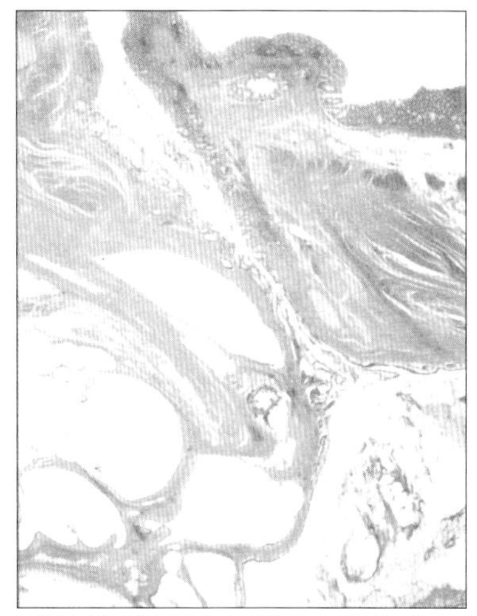

图7［**病例1**］肛瘘开口部分（HE染色）。由管内与因黏液而扩张的存在于固有肌层下的瘘管相通。在周围有形成黏液结节的高分化黏液腺癌浸润

到骨盆直肠窝扫查出颗粒状的高信号区的集合。既往史和家族史方面无特殊记载的事项。

2. 肉眼表现

在黏膜面无法指出肿瘤性病变，相当于管外型（**图1**）。在肛门部有3 cm×2 cm大的良性溃疡，在距齿状线2 cm的口侧见有被认为是瘘孔开口部的黏膜内陷。在剖面上见有从直肠开始，以肛管的肌层外脂肪组织内为主体，伴有多个黏液囊肿形成、边界不清晰的45 mm×40 mm大的肿瘤（**图6**）。

3. 组织病理学表现

癌以高分化黏液腺癌为主体。残存有从直肠黏膜面向病灶延伸的肛瘘（**图7**）。一直到肌层的深处由非肿瘤性的直肠黏膜所覆盖，肌层更深处为肿瘤性（**图8**）。由于该部分伴有黏膜固有层间质，因此认为是覆盖肛瘘内的黏膜发生了癌变。

被认为是已有肛瘘的结构也扩展到主病变周围，可以看出是肛瘘复杂地走行。另外，在瘘管内还可以看到残存的非肿瘤性的复层扁平上皮（**图9**）。

治疗肛瘘中施行的改良Hanley手术，一般是开放原发性瘘口，不开放侧向的痔管和脓肿腔。这个病例，在被认为是原发性瘘口附近的肛门侧部位，可以看到有瘢痕形成和缝合线。在它们的内部和附近也有少量的癌进展和浸润，但癌

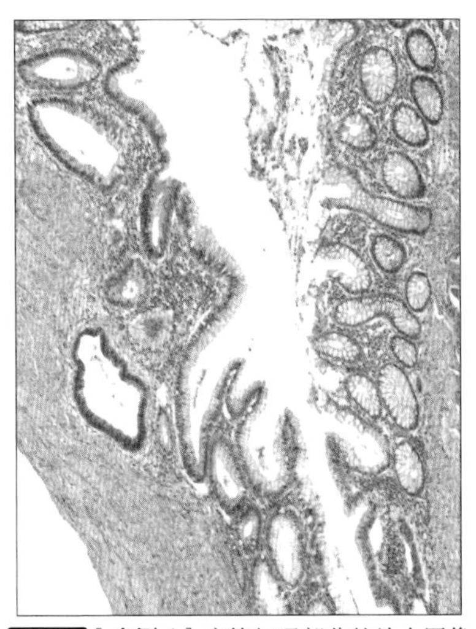

图8 [**病例1**] 瘘管相通部分的放大图像（HE 染色）。**图7** 的相通瘘管的固有肌层贯通部分的放大图像。右侧是上方的非肿瘤黏膜与下方的肿瘤性病变相连续。左侧的肿瘤部分伴有黏膜固有层样的间质

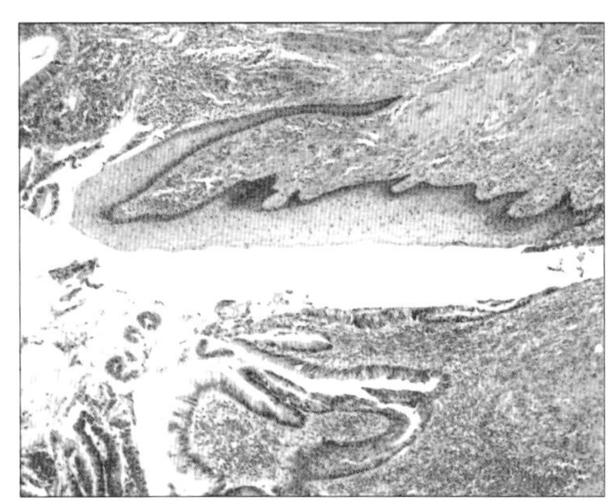

图9 [**病例1**] 瘘管内的残存非肿瘤性上皮（HE 染色）。在黏膜下层和固有肌层的交界处可见的瘘管内的一部分残存有非肿瘤性的复层扁平上皮

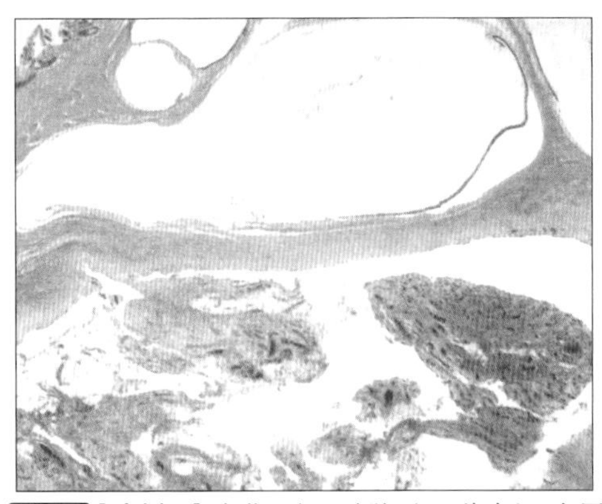

图10 [**病例1**] 肉芽组织/脓肿（HE 染色）。在图像上方可以看到黏液腺癌，在下半部分形成肉芽组织和脓肿

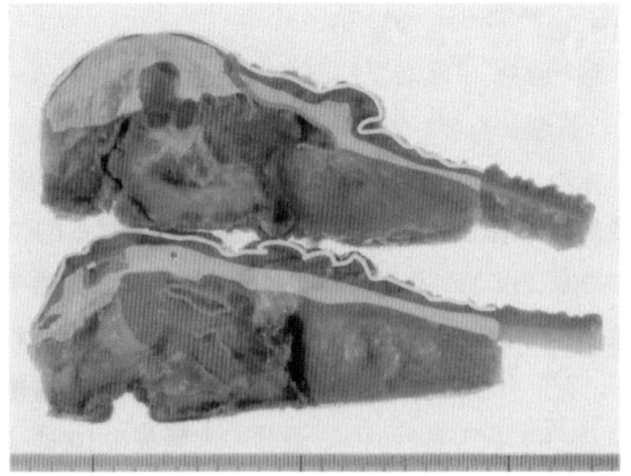

图11 [**病例1**] 用颜色区分病变和结构物的剖面图像。黄绿色：非肿瘤性复层扁平上皮；湖蓝色：直肠黏膜；蓝色：瘘管内的非肿瘤性直肠黏膜；黄色：肌组织；橙色：覆盖肛瘘的癌变了的黏膜；红色：高分化黏液腺癌；绿色：脓肿/肉芽组织

的主体位于脓肿的正上方（**图10**）。在施行肛瘘手术时很难判断是否有肿瘤性病变，但可以说在通过手术未被开放的部分有黏液腺癌的主体。将这些表现以略图的形式表示于剖面图像中（**图11**）。

讨论

1. 肉眼分型和进展程度

肛瘘癌的管外型和突出型的肉眼分型是特征性的。由于笔者等考虑肛瘘癌的肉眼分型可能是伴随着癌的进展，先由管外型进展到突出型，再由突出型进展到溃疡型这样的变化，因此试着比较了各肉眼分型的进展程度。虽然肿瘤长径（长轴长度）、浸润深度在管外型和突出型中均未见显著性差异，但溃疡型与其他两种类型相比有肿瘤长径更长、浸润深度更深的趋势。推测管外型和突出型的肉眼分型的差异与肿瘤的进展程度

无关，而受瘘孔的长度和癌发生部位不同的影响。

2. 肉眼分型和组织分型

仅从迄今为止的病例来看，溃疡型好像不是单纯的进展病变的集合。当比较各肉眼分型的组织型时，管外型的30例中有27例（90%）由muc1和tub1构成；突出型的29例中有21例（72%）是以muc1为主体的组织型。可是，溃疡型的28例中以muc1为主体的病例只有8例（29%），把含有一部分muc1的病例包括在内也只有14例（50%），分化低的成分为主体的病例明显增多。即便有随着肿瘤的进展呈现多种多样的组织型的情况，也很难认为作为主体的组织型会消失。低分化的癌呈浸润性增殖，很快到达黏膜表面，也许更早发生溃疡。

3. 免疫组织化学的特征

腺癌在各原发脏器中CK7/CK20的表达模式有自己的特征，大肠癌通常为CK7（–）/CK20（+）模式。另外，由于据报道CDX–2在肠道比较特征性地呈阳性，所以大肠癌的CK7/CK20/CDX–2的组合为–/+/+占过半数的62%，其次是+/+/+占19%，–/–/+占14%。与本次研究中表达模式趋势不同的是，肛瘘癌的CK7阳性率为61%，与通常的大肠癌的10%相比显著性增高。

据报道，MUC表达的阳性率在通常的大肠癌分别为MUC1 24%～32%、MUC2 38%、MUC5AC 34%～50%、MUC6 39%，与本次的肛瘘癌趋势不同。但是，在黏液腺癌MUC1表达降低，MUC2和MUC5AC表达增高，趋势基本相同。根据p53蛋白表达的有无在病理学上可见有不同的特征。在p53表达阴性病例中，管外型为17例（44%），高分化的主组织型占38例（97%）；另一方面，在p53表达阳性病例中，溃疡型为16例（44%），高分化的主组织型为19例（53%）。在其他的项目方面，在p53表达阳性病例有增殖能力（Ki–67阳性率）更强、浸润深度更深的趋势，并见有统计学差异。大肠黏液腺癌多具有微卫星不稳定性（microsatellite instability）的背景，尽管肛瘘癌占黏液腺癌的71%，但在80例中只有1例错配修复蛋白缺失的病例，推测致癌机制不同。在溃疡性结肠炎相关大肠癌、阑尾腺癌中，虽然黏液腺癌占比也很高，但不伴有微卫星不稳定性的病例较多。

4. 与克罗恩病之间的关系

笔者等也验证了通常的肛瘘癌和合并于CD的肛瘘癌（CD肛瘘癌）之间的临床病理学特征的不同。现在已经知道，CD肛瘘癌明显预后不良，其他的临床病理学的特征也有很多不同：CD肛瘘癌患者平均年龄为40.3岁，为年轻人发病；肉眼分型为溃疡型占77%，与通常的肛瘘癌相比低分化的组织型多；脉管侵袭的比例高，静脉侵袭为88%，淋巴管侵袭为77%。免疫组织化学方面，p53的表达率高达88%，E–cadherin和MUC5AC的表达率分别低至24%和29%。

结语

在本文中，通过对多个病例的分析阐明了肛瘘癌的病理学特征。通过笔者等提出的肉眼分型划分，可以确认在进展程度和组织分型上的新的趋势。此外，关于组织分型，如同此前报道的那样，黏液腺癌占大半。在免疫染色中，为反映占大半的黏液腺癌特征的结果，p53表达阳性病例和阴性病例的病理学特征不同。肛瘘癌是罕见的肿瘤，以致癌机制和分子生物学特征等为代表，不明之处还有很多，今后仍有必要进行病例的积累和分析研究。

参考文献

[1] 佐藤太一, 山田一隆, 緒方俊二, 他. 痔瘻癌25症例の臨床病理学的検討. 日消外会誌 49:579-587, 2016

[2] Iesalnieks I, Gaertner WB, Glass H, et al. Fistula-associated anal adenocarcinoma in Crohn's disease. Inflamm Bowel Dis 16:1643-1648, 2010

[3] Bosman FT, Carneiro F, Hruban RH, et al (eds). WHO Classification of Tumors of the Digestive System, 4th ed. WHO, 2010

[4] 大腸癌研究会(編). 大腸癌取扱い規約, 第8版. 金原出版, 2013

[5] Ogino S, Kawasaki T, Kirkner GJ, et al. Down-regulation of p21 (CDKN1A/CIP1) is inversely associated with microsatellite instability and CpG island methylator phenotype (CIMP) in colorectal cancer. J Pathol 210:147-154, 2006

[6] 鮫島伸一, 澤田俊夫, 長廻紘. 本邦における肛門扁平上皮癌, 痔瘻癌の現況, 第59回大腸癌研究会アンケート調査報告. 日本大腸肛門病会誌 58:415-421, 2005

[7] Bayrak R, Haltas H, Yenidunya S. The value of CDX2 and cytokeratins 7 and 20 expression in differentiating colorectal adenocarcinomas from extraintestinal gastrointestinal adenocarcinomas : cytokeratin 7−/20+ phenotype is more specific than CDX2 anitibody. Diagn Pathol 7:9, 2012
[8] Bayrak R, Yenidunya S, Haltas H. Cytokeratin 7 and cytokeratin 20 expression in colorectal adenocarcinomas. Pathol Res Pract 207:156-160, 2011
[9] Shibahara H, Higashi M, Yokoyama S, et al. A comprehensive expression analysis of mucins in appendiceal carcinoma in a multicenter study : MUC3 is a novel prognostic factor. PLoS One 9:1-19, 2014
[10] Onodera M, Nishigami T, Torii I, et al. Comparison between colorectal low- and high-grade mucinous adenocarcinoma with MUC1 and MUC5AC. World J Gastrointest Oncol 1: 69-73, 2009
[11] Fleming M, Ravula S, Tatishchev SF, et al. Colorectal carcinoma : pathologic aspects. J Gastrointest Oncol 3:153-173, 2012
[12] Lovig T, Andersen DN, Clausen OP, et al. Microsatellite instability in long-standing ulcerative colitis. Scand J Gastroenterol 42:586-591, 2007
[13] Misdraji J, Burgart LJ, Lauwers GY. Defective mismatch repair in the pathogenesis of low-grade appendiceal mucinous neoplasms and adenocarcinomas. Mod Pathol 17:1447-1454, 2004

Summary

Pathological Features of Carcinoma within Anorectal Fistula

Makoto Kodama[1, 2], Daisuke Kobayashi[1],
Keiko Abe[2], Kuniko Iihara,
Rikisaburo Sahara[3], Takashi Yao[4]

CAF (carcinoma within anorectal fistula), a rare tumor, develops from the chronic anorectal fistula. We studied the pathological features of CAF by examining 80 CAF cases. We proposed three macroscopic types for CAF : extraluminal, exposed, and ulcerative. Notably, all three CAF types were detected at approximately the same portion. The ulcerative-type CAF tended to be more advanced and poorly differentiated. Mucinous adenocarcinoma was the most frequent histological type. Immunohistochemically, CK7 expression of adenocarcinoma within anorectical fistulae was higher than that of conventional colorectal adenocarcinoma. Mucin phenotype was similar in these two types of tumor. Different pathological features were detected between the p53-positive and -negative cases. The differences in the clinicopathological characteristics between CAF-associated and -unassociated Crohn's disease are previously reported.

[1] Department of Human Pathology, Tokyo Medical and Dental University, Tokyo
[2] Department of Pathology, Tokyo Yamate Medical Center, Tokyo
[3] Department of Coloproctology Center, Tokyo Yamate Medical Center, Tokyo
[4] Department of Human Pathology, Juntendo University Graduate School of Medicine, Tokyo

克罗恩病肛门病变的组织病理学特征

八尾 隆史[1]
阿部 佳子[2]
儿玉 真[3]

摘要●虽然在教科书中有克罗恩病（Crohn's disease，CD）肛门病变的组织病理学特征的记载，但是由于未能看到提示组织病理学表现的解释说明，导致其特征没有被充分地理解。一般认为，在腹痛等肠道病变症状出现之前的更早期阶段，诊断克罗恩病有助于患者的良好预后。克罗恩病肛门病变的组织病理学特征虽然基本上与肠道病变相同，但在评估组织病理学表现时，要把脓肿等继发性变化的影响考虑进去，这在鉴别上非常重要。

关键词　克罗恩病　肛门病变　组织病理学特征　肉芽肿

[1] 順天堂大学大学院医学研究科人体病理病態学
〒113-8421 東京都文京区本郷2丁目1-1　E-mail : tyao@juntendo.ac.jp
[2] 東京山手メディカルセンター病理診断科
[3] 東京医科歯科大学大学院医歯学総合研究科人体病理学分野

前言

在进行日常的病理诊断时，经常被问到在切除的肛瘘标本上是否有克罗恩病（Crohn's disease，CD）的表现。虽然在教科书中记载有克罗恩病肛门病变的组织病理学特征，但由于没有给出提示组织病理学表现的解释说明，因此对其特征未能充分理解，在评估切除的肛门病变是否与克罗恩病相关时也十分困难。相反，当事先充分理解克罗恩病肛门病变的组织病理学特征后，就有可能在腹痛等克罗恩病肠道病变症状出现之前的更早期阶段，通过肛门病变的组织病理学表现诊断出克罗恩病，从而可以通过早期的适当治疗期待患者的良好预后。在本文中，提示克罗恩病肛门病变的特征性组织病理学表现，解释说明其组织病理学特征及诊断的要点。

克罗恩病与肛门病变

合并于克罗恩病的肛门病变有3种：①克罗恩病本身的病变；②由克罗恩病本身的病变产生的继发性病变；③在克罗恩病的病例中偶发的通常的肛门病变。①作为克罗恩病本身的病变，主要的有裂孔、穿凿样溃疡、伴有溃疡的水肿状皮赘（skin tag）。②作为由克罗恩病本身的病变产生的继发性病变，主要是在溃疡的修复过程中产生的皮赘和肛门狭窄、伴有感染而形成的脓肿，但在与克罗恩病无关而发生的肛瘘图像中也可以看到同样的病变。③在理解合并于克罗恩病的肛门病变的组织病理学表现的基础上，充分考虑以上这些病变的关联是十分必要的。

合并于克罗恩病的肛门病变的组织病理学特征

一般来说，作为克罗恩病的小肠和大肠病

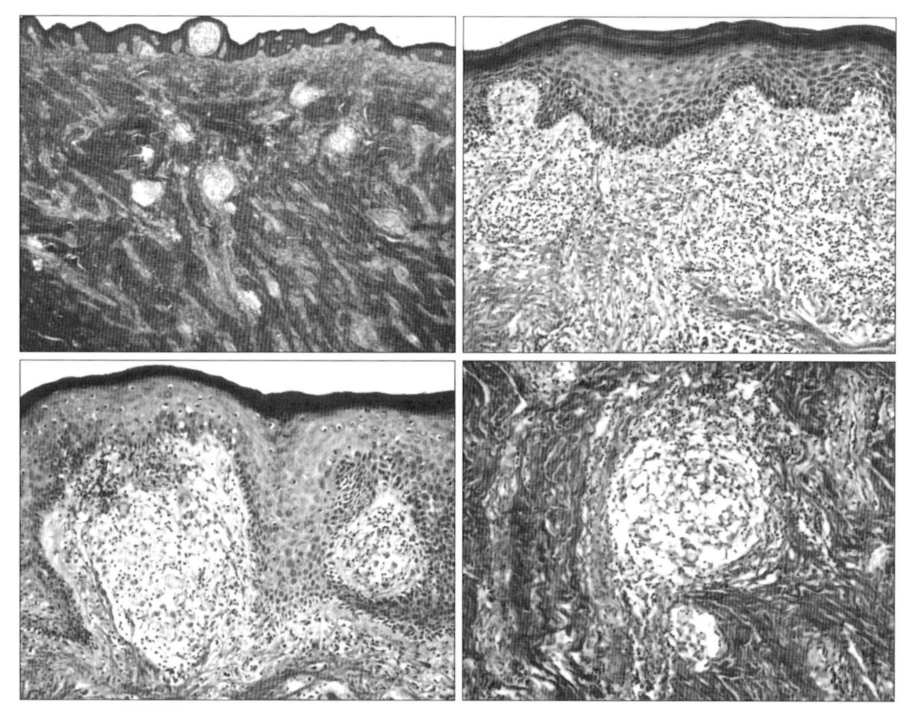

a	b
c	d

图1 在克罗恩病图像中可以观察到的肛门部的组织病理学表现
a 在表皮下见有大量斑状的淋巴细胞集簇。
b 在表皮正下方见有以淋巴细胞为主的密集的慢性炎性细胞浸润。
c 在表皮正下方可以观察到的非干酪性类上皮细胞样肉芽肿。
d 真皮深部的非干酪性类上皮细胞样肉芽肿。

变的组织病理学特征，人们所知道的是伴有淋巴细胞集簇的斑状的慢性炎性细胞浸润、非干酪性类上皮细胞样肉芽肿、裂隙溃疡（fissuring ulcer）之类的表现，但是近年来，闭塞性肉芽肿性淋巴管炎作为克罗恩病特异的或是说本质上的组织病理学特征被重视起来。也就是说，因沿着淋巴管的炎症发展的结果，引起斑状的慢性炎性细胞浸润，在淋巴管内的肿大的组织细胞集簇（闭塞性肉芽肿性淋巴管炎）伴有淋巴管结构模糊和破坏的情况下，我们将其诊断为类上皮细胞样肉芽肿。

克罗恩病肛门病变的组织病理学特征基本上与肠道病变相同，在教科书中记载的是伴有淋巴管扩张的水肿、伴有淋巴细胞集簇的斑状慢性活动性炎性细胞浸润、明显的类上皮细胞样肉芽肿的出现；此外，还记载有肉芽肿会出现在沿着淋巴管的部位和淋巴管内，或是表皮正下方。闭塞性肉芽肿性淋巴管炎为克罗恩病肛门病变的重要的特征性的表现（**图1，图2**），与之相伴，引起淋巴管扩张以及水肿。也就是说，这种组织病理学变化对应于伴有溃疡的水肿样皮赘，在活动性炎症严重的部位形成裂孔和穿凿样溃疡。

合并于克罗恩病的肛门病变的组织病理学诊断要点

在日常的组织病理学诊断时，有时要求在肛门肛瘘的标本上鉴别克罗恩病。在伴有脓肿的肛瘘中常常见有作为异物反应的肉芽肿（**图3**），在脓肿部位见有活动性炎症的区域，即使存在与克罗恩病相关的肉芽肿，与单纯异物肉芽肿之间的鉴别也很困难。

类上皮细胞样肉芽肿虽然是诊断克罗恩病时重要的组织病理学表现，但肉芽肿本身有时在克罗恩病和其他异物反应以外也可以观察到，所

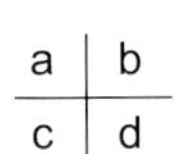

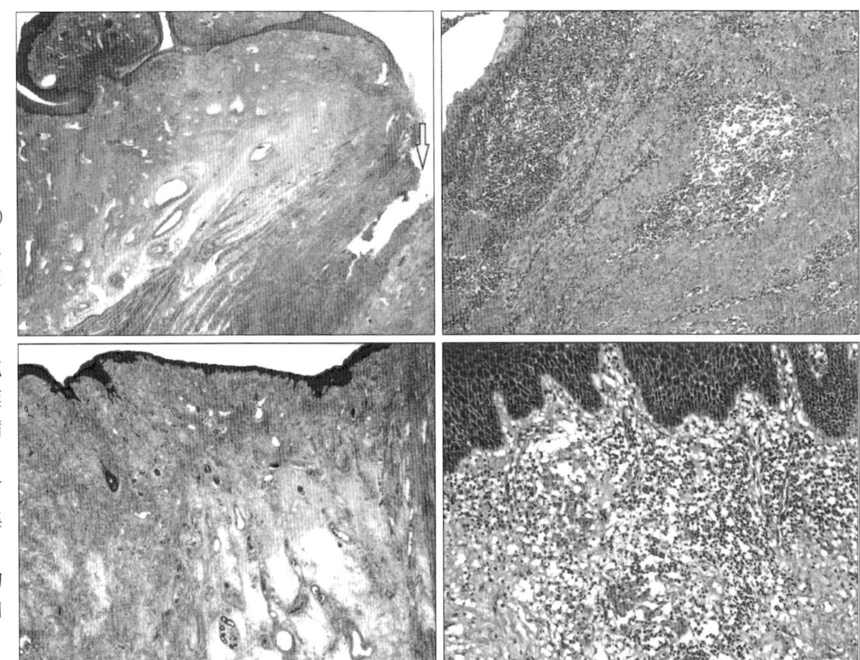

图2 在克罗恩病图像中可以观察到的肛瘘的组织病理学表现

a 空隙（黄色箭头所指）相当于瘘孔，在其周围见有严重的慢性活动性炎症和肉芽组织的增生。

b 虽然是瘘孔的脓肿附近，但见有不伴有中性粒细胞浸润而伴有淋巴细胞集簇的肉芽肿，这与克罗恩病相关的肉芽肿不矛盾。

c 从表皮正下方到深部见有大量斑状的淋巴细胞集簇灶。

d 在表皮正下方可观察到的非干酪性类上皮细胞样肉芽肿。

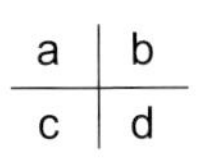

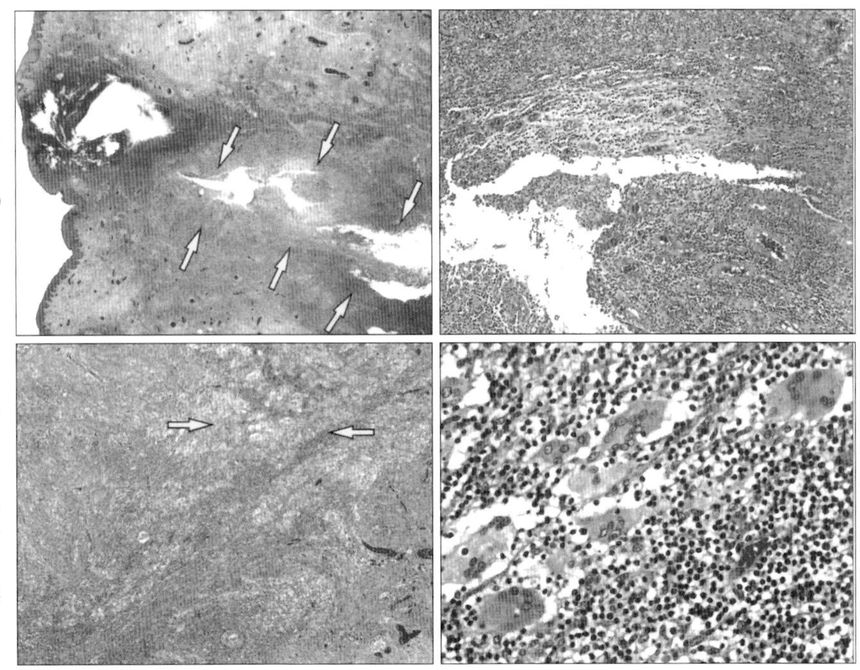

图3 作为肛瘘提供的肛门部标本的组织病理学表现

a 空隙（黄色箭头所指）相当于瘘孔，在其周围见有严重的慢性活动性炎症和肉芽组织增生。除上皮下和瘘孔附近以外，未见淋巴细胞集簇。

b 在瘘孔周围见有严重的慢性活动性炎症和肉芽组织的增生。

c 在淋巴细胞集簇灶中发现伴有多核巨细胞的类上皮细胞的集簇（黄色箭头所指）。

d 伴有多核巨细胞的类上皮细胞的高倍放大像。怀疑为非特异性的肉芽肿。

以其并不是克罗恩病特异性的组织学表现。而且，克罗恩病也会出现各种形态的肉芽肿，但是，作为克罗恩病的比较特异性的肉芽肿的形态，可以举出多核巨细胞即使出现也是少数、不伴有中性粒细胞的浸润、为淋巴细胞集簇灶和肿大的组织细胞（类上皮细胞）的结节状集簇等。

并且，除了上述的具有克罗恩病肛门病变的组织病理学特征的肉芽肿外，在远离溃疡或瘘孔脓肿部位的扁皮上皮下组织中见有伴淋巴细胞集簇的斑状的慢性炎性细胞浸润和闭塞性肉芽肿性淋巴管炎出现的情况下，可以为确诊克罗恩病提供有力的支持。

结语

克罗恩病的肛门病变虽然在上皮被扁平上皮所覆盖这一点上与肠道病变不同，但本质上的组织病理学变化与肠道病变相同。希望大家通过对本文中解释说明 / 展示的克罗恩病肛门病变的特征性的组织病理学表现的理解，仅通过肛门病变就可以诊断出更早期的克罗恩病。

参考文献

[1] Hughes LE, Taylor BA. Perianal disease in Crohn's disease. *In* Allan RN (ed). Inflammatory bowel diseases. 2nd ed. Philadelphia, Churchill Livingstone, London, pp 351-361, 1990

[2] 小金井一隆, 杉田昭, 木村英明, 他. 直腸肛門部の炎症性疾患—炎症性腸疾患の直腸肛門病変. 胃と腸 45:1307-1319, 2010

[3] Shepherd NA, Warren BF, Williams GT, et al. Morson and Dawson's gastrointestinal pathology. 5th ed. Wiley-Blackwell, Oxford, 2013

[4] Mooney EE, Walker J, Hourihane DO. Relation of granulomas to lymphatic vessels in Crohn's disease. J Clin Pathol 48:335-338, 1995

[5] Sura R, Colombel JF, Van Kruiningen HJ. Lymphatics, tertiary lymphoid organs and the granulomas of Crohn's disease: an immunohistochemical study. Aliment Pharmacol Ther 33:930-939, 2011

[6] van Kruiningen HJ, Hayes AW, Colombel JF. Granulomas obstruct lymphatics in all layers of the intestine in Crohn's disease. APMIS 122:1125-1129, 2014

Summary

Histopathological Characteristics of Anal Lesions Associated with Crohn's Disease

Takashi Yao[1], Keiko Abe[2], Makoto Kodama[3]

The histological features of anal lesions in patients with Crohn's disease remains unclear, possibly because it is described in textbooks without the histological pictures. An early diagnosis of Crohn's disease with asymptomatic intestinal lesions promotes good prognosis of the patients. In addition, the histological characteristics of anal lesions in Crohn's disease are fundamentally the same as those of intestinal lesions. However, secondary development, including abscess formation, should be considered while evaluating the histological features of the lesions.

[1] Department of Human Pathology, Juntendo University Graduate School of Medicine, Tokyo

[2] Department of Pathology, Tokyo Yamate Medical Center, Tokyo

[3] Department of Human Pathology, Tokyo Medical and Dental University, Tokyo

肿瘤性疾病

通过内镜黏膜下剥离术切除的肛管癌

永田 务[1, 2] 鹤田 修 草场 喜雄
森田 拓 中根 智幸 大内 彬弘
德安 秀纪 进藤 洋一郎 火野坂 淳
向笠 道太 秋叶 纯[3] 宗 祐人[4]
上野 惠里奈[5] 河野 弘志 光山 庆一[1, 2]
鸟村 拓司

(2017年4月度早期胃癌研究会病例)
[1]久留米大学医学部内科学講座消化器内科部門 〒830-0011 久留米市旭町67
E-mail : nagata_tsutomu@med.kurume_u.ac.jp
[2]久留米大学医学部消化器病センター
[3]久留米大学医学部病理学講座
[4]戸畑共立病院消化器病センター
[5]聖マリア病院消化器内科

关键词 肛管癌 内镜黏膜下剥离术 鳞状细胞癌 放大内镜 食管学会分类

疾病的概念

所谓的肛管在解剖学上是指从耻骨直肠肌附着部上缘至肛缘的管状部分，在这个部位形成的癌被称为肛管癌。肛管癌是比较罕见的疾病，占大肠癌总数的1%左右。

在组织病理学上，按腺癌、鳞状细胞癌、腺鳞状细胞癌、类基底细胞癌、其他癌的顺序依次减少，当除去腺癌时，鳞状细胞癌的比例约为80%。

在病因方面，有报道指出与人乳头瘤病毒(human papilloma virus，HPV)、人类免疫缺陷病毒（human immunodeficiency virus，HIV） 和吸烟有关。

以前大多作为浸润癌被发现，多采用化学放射疗法（chemoradiotherapy, CRT；放疗总剂量为45～59 Gy，化学疗法为5-FU+MMC)；在早期癌阶段大多选择局部切除病变，为预后不良（病变小于4 cm的5年生存率为68%～77%；病变大于4 cm的5年生存率为26%～56%）的疾病。

近年来，随着肠镜检查的普及，被诊断为早期肛门鳞状细胞癌的病例在不断增加。一般认为，在定性/定位诊断和浸润深度诊断方面，与食管癌一样，窄带成像（narrow band imaging, NBI）联合放大内镜检查和碘喷洒染色是有用的。

作为早期肛管癌的内镜治疗，内镜黏膜下剥离术（endoscopic submucosal dissection, ESD）是有用的，完全切除病变的病例报道也在增多。解剖学上横跨齿状线的病变比较多，在治疗上需要多想些办法，重要的是：①首先，为了确保视野，要安装前端透明帽，通过按压住帽确认病变的边界才能操作内镜；②其次，由于自齿状线至肛侧存在感觉神经，通过在局部注射液中使用局部麻醉药（1%～2%盐酸利卡多因）的混合液可以预防疼痛；③包括痔在内，在黏膜下层是粗的动静脉血管丰富的区域，如果确认了血管，在用止血钳进行了预防性止血后再切开黏膜

表1 止于黏膜内的肛管癌（鳞状细胞癌）的报道病例

报道年份	报道者	年龄	性别	肉眼分型	大小(mm)	治疗	追加治疗
1991	山崎等	76	女性	0–Ⅱb	15	APR	无
1992	中江等	56	女性	0–Ⅰs	8	TAR	无
1994	胜又等	51	女性	0–Ⅰp	不明	TAR	追加切除（断端阳性）
2000	Yamaguchi 等	58	女性	0–Ⅰs	20	TAR	无
2001	山本等	49	女性	不明	不明	结扎切除	无
2002	碓井等	72	女性	0–Ⅱa	5	结扎切除	无
2003	宫田等	54	男性	0–Ⅱa	20	TAR	无
2004	熊本等	62	女性	0–Ⅱa	10	TAR	无
2006	小林等	76	男性	0–Ⅱa+Ⅱc	13	TAR	无
2006	中谷等	65	女性	0–Ⅱa	15	TAR	无
2010	三宅等	79	女性	0–Ⅱa	不明	TAR	追加切除（断端阳性）
2013	森重等	73	女性	0–Ⅱa	6	TAR	无
2013	森重等	53	女性	0–Ⅱa	29	TAR	无
2014	吉川等	60	女性	0–Ⅱb	20	ESD	无
2014	Tsuji 等	60	女性	不明	不明	ESD	不明
2015	自经治病例	74	男性	0–Ⅱa	12	ESD	无
2015	小泽等	81	女性	0–Ⅱc	24	ESD	无
2016	伊藤等	88	女性	0–Ⅱa	10	ESD	无

APR：经腹会阴联合直肠切除术（abdominoperinealresection）；TAR：经肛门直肠切除术（trans-anal resection）；ESD：内镜黏膜下剥离术（endoscopic submucosal dissection）。
（本表中报道病例引用自“森重健二郎，等．NBI拡大観察にて診断し得た肛門管扁平上皮癌の 2 例．Prog Dig Endosc 82:206-207, 2013”，并补充新病例制作而成）

下层能够避免出血；④关于黏膜切开，应该从病变的肛门侧开始，通过将病变按入直肠内以确保视野；⑤在切开黏膜下层的基础上，处理由联合纵肌和黏膜支持韧带形成的纤维性结缔组织等。

形态特征

当查阅文献报道时，肛管癌（鳞状细胞癌）止于黏膜内的病例，包括笔者等经治的病例在内一共有 20 例符合条件。平均年龄为 66.1 岁（49～88 岁），女性占多数（85%），肉眼分型 0–Ⅱa（55%）数量最多，平均长径为 15.1 mm（5～35 mm）（**表 1**）。以前经肛门直肠切除术（trans-anal resection，TAR）是主流，但最近采用 ESD 的报道在增多。

图 1 为本院收治的 70 多岁的男性病例。

现病史为 201X 年 4 月在就近医院因便秘详细的肠镜检查，由于发现肛门部有扁平隆起性病变，被介绍到笔者所在医院。在笔者所在医院进行的肠镜检查中，在肛管前壁侧的外痔附近发现约 10 mm 大小、边界清晰、浅红色、表面平滑的扁平隆起性病变（**图 1a**）；靛胭脂喷洒后边界变得更加清晰（**图 1b**）；在 NBI 观察中，与周围相比较，作为棕褐色区域（brownish area）被辨识（**图 1c**）；在 NBI 联合放大内镜观察中发现点状、线头样的毛细血管，按日本食管学会放大内镜分类标准，相当于 B1 型血管（**图 1d**）。病变通过喷洒碘呈现不染色带，与被碘染色的周边正常扁平上皮之间的边界变得清晰（**图 1e、f**）。判断为肛管癌（鳞状细胞癌），0–Ⅱa，10 mm，原位癌（carcinoma in situ，cM），施行了 ESD（**图 2，图 3**）。

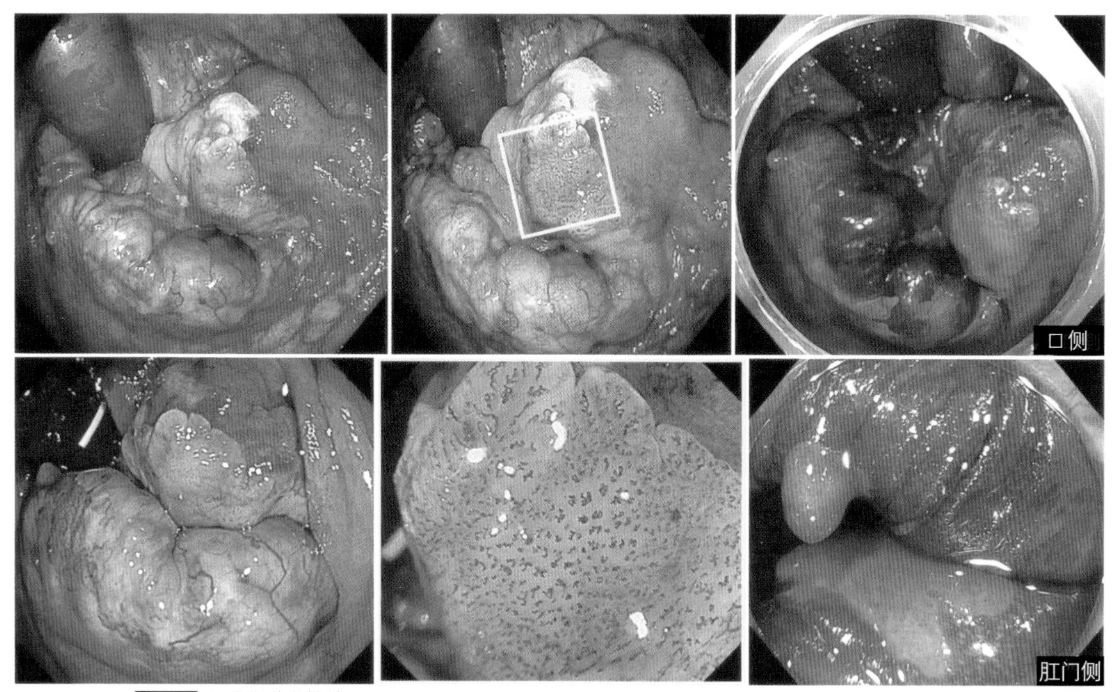

a | b | c
d | e | f

图1 下消化道内镜检查

a 内镜像。发现直径约 10 mm、边界清晰、浅红色、表面平滑的扁平隆起性病变。

b 靛胭脂染色像。病变边界变得更加清晰。

c NBI 观察像。与周围比较，病变作为棕褐色区域被辨识。

d NBI 联合放大内镜观察像（**c** 的黄色方框处）。发现点状、线头状的毛细血管，在日本食管学会放大内镜分类中相当于 B1 型血管。

e,f 碘染色像。病变呈现不染色带，与被碘染色的周边正常扁平上皮之间的肛侧的边界变得清晰了。

组织病理学诊断为：肛管癌（鳞状细胞癌），0-Ⅱa，13 mm×11 mm，pTis（carcinoma in situ），INFa，ly0，v0，pHX，pVM0；虽然在水平断端的一部分有不明的部分，但临床上判断为治愈切除（**图4**）。此后，在 3 年中施行了 3 次随访观察性大肠内镜检查，为无复发，现随访观察中。

鉴别诊断的要点

因为肛管具有多种组织学特征和疾病，作为应该与鳞状细胞癌相鉴别的疾病被列举出的有：痔、肛裂、黏膜脱垂综合征（mucosal prolapse syndrome，MPS）等肛门疾病，以及炎症性肠病（inflammatory bowel disease，IBD）、慢性湿疹、感染性疾病、良性肿瘤等。

为了在诊察时不漏诊鳞状细胞癌，进行内镜插入前的肛门麻醉时的触诊、内镜插入时和拔出时肛管的观察以及进一步通过内镜反转操作的肛管的观察，这些都很重要。可能的话，最好施行 NBI 联合放大内镜观察，若辨识出棕褐色区域则放大观察，注意微血管的结构，参考食管学会分类预测病变的性质和浸润深度。必要的话，建议通过色素染色法（靛胭脂染色或碘染色）进行观察。关于活检，若判断可用内镜治疗，为了避免出现瘢痕，希望不要进行不必要的活检，直接施行内镜治疗。

但是，在笔者所在医院也经治过在术前的内镜检查中临床诊断为止于黏膜内的肛管癌（鳞状细胞癌）而施行了 ESD，结果在病理学上是见有黏膜下浸润（pT1b：SM 2100 μm）的癌，而不得不进行追加治疗的病例。另外，因为关于肛管癌的临床诊断学和治疗方针都尚无定论，所以笔者认为今后有必要进一步积累病例进行研究。

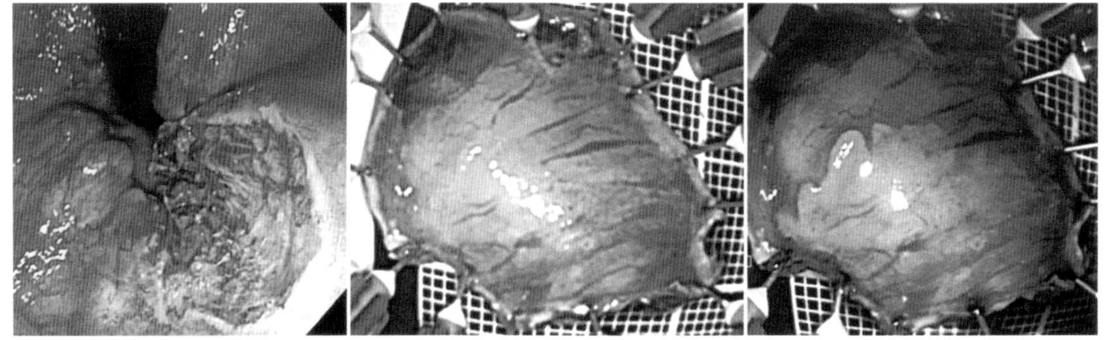

a | b | c

图2 内镜黏膜下剥离术（ESD）
a 切除后的内镜像。
b 新鲜切除标本。切除范围 30 mm × 20 mm。
c 靛胭脂染色的新鲜切除标本。病变径 15 mm × 10 mm。

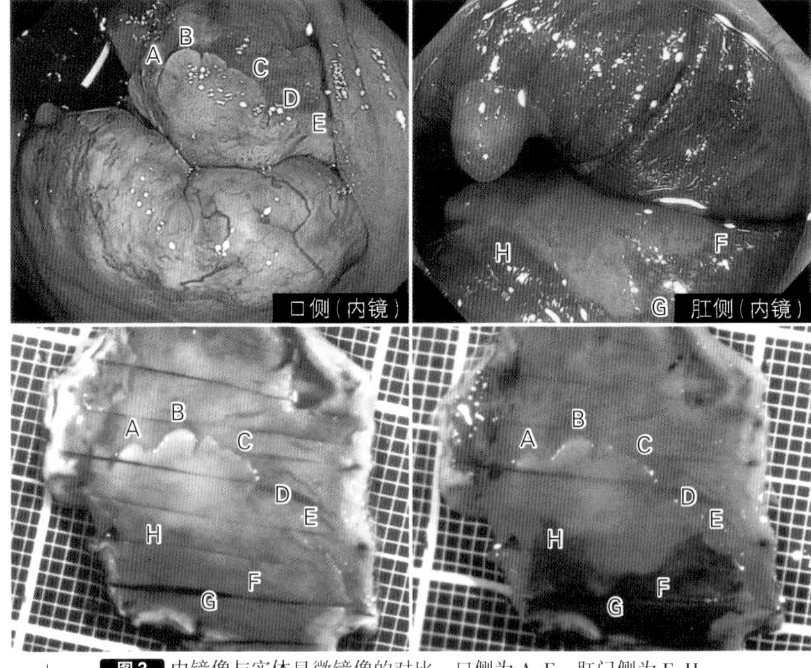

a | b
c | d

图3 内镜像与实体显微镜像的对比。口侧为 A~E，肛门侧为 F~H
a 靛胭脂染色像（反转观察像）。
b 碘染色像（肛门侧）。
c a 的福尔马林固定标本。
d b 的福尔马林固定标本。

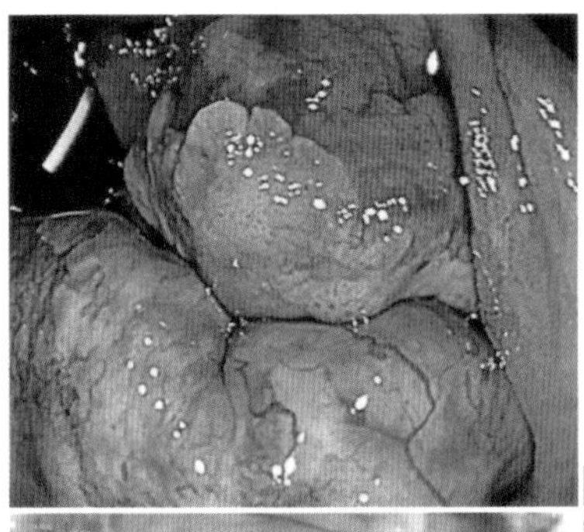

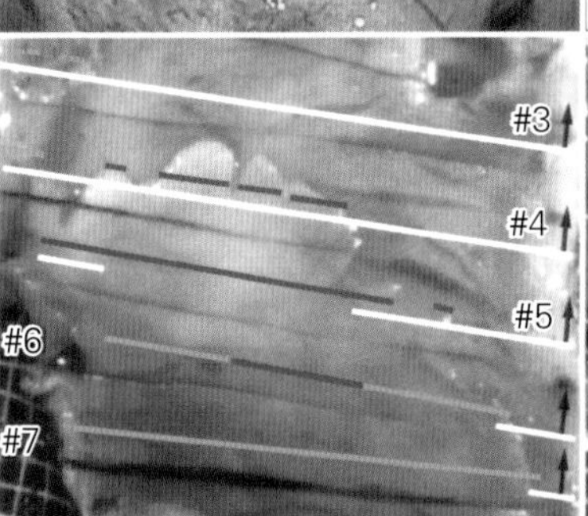

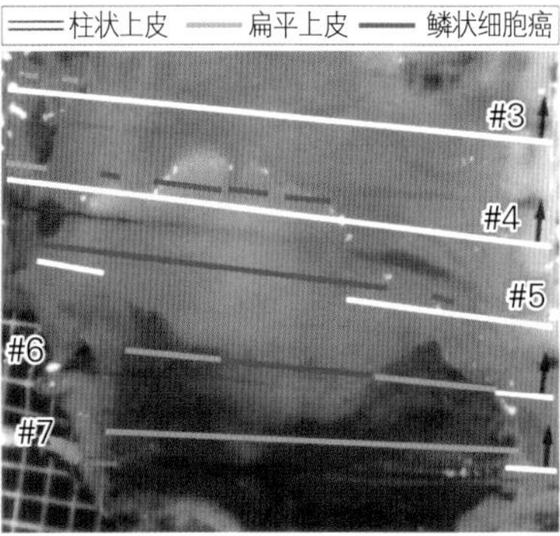

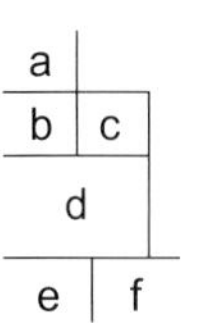

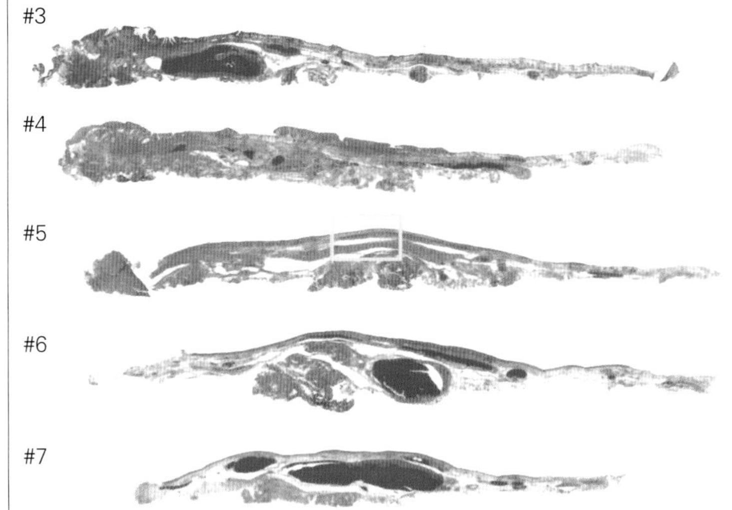

图4 内镜像、病理组织实体显微镜像与切除标本放大像上的标测图

a 靛胭脂染色像。

b,c 在切除标本像上的标测。白线：柱状上皮；蓝线：扁平上皮；红线：鳞状细胞癌。

d 病理组织实体显微镜像。病变的背景横跨柱状上皮和扁平上皮。

e,f 组织病理像（**e** 为 **d** 的切片 5 中黄色方框部位的放大像；**f** 为 **e** 的湖蓝色方框部位的放大像）。在黏膜内，伴有核大小不等、核不规则、染色质浓缩的异型细胞在上皮内呈全层性增殖，被诊断为鳞状细胞癌。病理学诊断：肛管癌（0–Ⅱa 型），鳞状细胞癌（squamous cell carcinoma），大小 13 mm×11 mm，浸润深度 M（原位癌），INFa，ly0，v0，pHMX，pVM0。

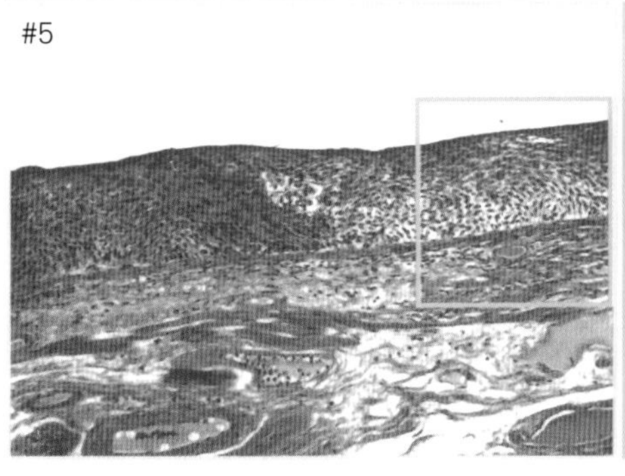

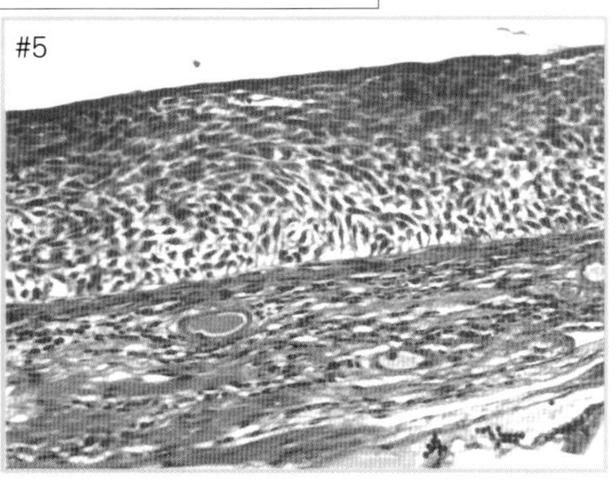

参考文献

[1]稲次直樹. 日本における肛門管悪性腫瘍性病変の現状. 日本大腸肛門病会誌　61:967-970, 2008

[2]黒川彰夫, 木附公介, 稲次直樹. 肛門部癌の初期像について. 日本大腸肛門病会誌　61:976-980, 2008

[3]日本放射線専門医会, 日本放射線腫瘍学会, 日本医学放射線学会. 放射線治療計画ガイドライン 2008. National Cancer Institute：PDQ (Physician Data Query)　http://www.cancer.gov/cancertopics/types/anal

[4]日本臨床腫瘍学会. 新臨床腫瘍学改訂第4版. 南江堂, 2015

[5]赤城由人, 白水和雄, 衣笠哲史, 他. VI. 肛門―腫瘍肛門扁平上皮癌. 日本臨床別冊消化管症候群―下, 第2版. 日本臨牀社, pp 746-747, 2009

[6]大腸癌研究会(編). 大腸癌取扱い規約, 改訂第8版. 金原出版, 2013

[7]松田圭二, 樋渡信夫, 安達実樹, 他. 日本における肛門部腫瘍の集計―大腸癌研究会アンケートより. 胃と腸　38:1303-1309, 2003

[8]土橋明, 郷田憲一, 小林寛子, 他. 日本食道学会拡大内視鏡分類と深達度, 鑑別・深達度診断におけるB1血管の意義. 胃と腸　49:153-163, 2014

[9]Morisaki T, Isomoto H, Akazawa Y, et al. Beneficial use of magnifying endoscopy with narrow-band imaging for diagnosing a patient with squamous cell carcinoma of the anal canal. Dig Endosc　24:42-45, 2012

[10]小山真一郎, 入口陽介, 佐々木裕, 他. 肛門部病変に対するNBI拡大内視鏡診断の有用性. Pro Dig Endosc　78:67-69, 2011

[11]中土井鋼一, 田中信治, 茶山一彰, 他. 歯状線に接する腫瘍の内視鏡治療. 大腸癌Frontier　5:143-149, 2012

[12]豊永高史, 森田圭紀, 梅垣英次. 大腸ESDの現状と限界例への挑戦. 日消誌　114:989-1000, 2017

[13]山崎国司, 白水和雄, 磯本浩晴, 他. 極めて希なIIb型粘膜内肛門癌の1例. 日本大腸肛門病会誌　44:226-229, 1991

[14]中江史朗, 裏川公章, 植松清. 肛門管癌の臨床病理学的検討. 日本大腸肛門病会誌　45:169-174, 1992

[15]勝又健次, 木村幸三郎, 小柳泰久, 他. 乳頭状樹枝状に発育した肛門管早期扁平上皮癌の1例. 日本大腸肛門病会誌　47:1041-1045, 1994

[16]Yamaguchi T, Moriya Y, Fujii T, et al. Anal canal squamous-cell carcinoma *in situ*, clearly demonstrated by indigo carmine dye spraying：report of a case. Dis Colon Rectum　43:1161-1163, 2000

[17]森重健二郎, 千野晶子, 大野吏輝, 他. NBI拡大観察にて診断し得た肛門管扁平上皮癌の2例. Prog Dig Endosc　82:206-207, 2013

[18]碓井芳樹, 北村成大. 肛門管に扁平上皮内癌と腺腫が並存した粘膜脱症候群の1例. 日本大腸肛門病会誌　55:175-178, 2002

[19]宮田充樹, 等々力勇三, 春日井邦夫, 他. 肛門管扁平上皮内癌の1例. 胃と腸　38:1321-1324, 2003

[20]熊本光孝, 中江遵義, 杉森聖司, 他. 肛門管扁平上皮内癌の1例. 日消誌　46:174-179, 2004

[21]小林照忠, 西村洋治, 網倉克己, 他. Human papillomavirus感染をともなった肛門管扁平上皮内癌の1例. 日本大腸肛門病会誌　59:448-451, 2006

[22]中谷紳, 瀧上隆夫. Human Papillomavirus (HPV) 16感染をともなった肛門管扁平上皮内癌の1例. 日本大腸肛門病会誌　59:270-275, 2006

[23]三宅祐一朗, 吉田陽一郎, 長谷川順一, 他. 肛門管扁平上皮癌の4例. 日本大腸肛門病会誌　63:782, 2010

[24]吉川茜, 辻重継, 太田亮介, 他. NBI併用拡大観察にて診断しESDを行った肛門扁平上皮癌の1例. ENDOSC FORUM digest dis　30:91, 2014

[25]Tsuji S, Doyama H, Yamada S, et al. Endoscopic submucosal dissection of a squamous cell carcinoma in situ in the anal canal diagnosed by magnifying endoscopy with narrow-band imaging. Clin J Gastroenterol　7:233-237, 2014

[26]小澤俊一郎, 安田宏, 伊東文生. 他. 0-IIc型で発見され内視鏡的粘膜下層剥離術にて完全一括切除された肛門管扁平上皮内癌の1例. Gastroenterol Endosc　57:2537-2542, 2015

[27]伊藤卓彦, 占野尚人, 猪熊哲朗, 他. NBI拡大観察により早期肛門管扁平上皮癌と診断した病変に対しESDを施行した1例. Gastroenterol Endosc　58:1426-1431, 2016

[28]黒川彰夫, 木附公介, 稲次直樹. 肛門部癌の初期像について. 日本大腸肛門病会誌　61:976-980, 2008

[29]稲次直樹, 吉川周作, 増田勉, 他. 肛門管癌の臨床的特徴と診断. 大腸癌Frontier　5:113-121, 2012

[30]鮫島伸一, 澤田俊夫, 長廻紘. 本邦における肛門扁平上皮癌, 痔瘻癌の現状, 第59回大腸癌研究会アンケート調査報告. 日本大腸肛門病会誌　35:415-421, 2005

肿瘤性疾病

肛管类基底细胞癌

本间 祐子[1] 山名 哲郎 阿部 佳子[2]
佐原 力三郎[1]

[1] JCHO東京山手メディカルセンター大腸肛門病センター
〒169-0073 東京都新宿区百人町3丁目22-1
E-mail : go_fight_win_yh@hotmail.com
[2] 同 病理診断科

关键词 类基底细胞癌 肛管恶性肿瘤

疾病的概念

肛管类基底细胞癌（basaloid carcinoma of anal canal）在日本被分类为肛管恶性肿瘤的组织型之一，而在欧美被分类为鳞状细胞癌的亚型。该病发生自肛门的移行带上皮，具有与基底细胞类似的较小型的细胞呈特征性排列并以黏膜下为主体增殖的趋势。该病在肛管恶性肿瘤中仅占1.6%，十分罕见；发病者以中老年女性为主（平均64.8岁）。据报道，其病因与致癌型（oncogenic type）的人乳头瘤病毒（human papilloma virus, HPV）16型、18型有关。该病的临床症状多为主诉肿瘤、出血、疼痛。诊断方面，通过肛镜、内镜观察的肉眼表现和通过活检的组织病理学诊断进行；治疗方面，按照鳞状细胞癌的治疗方针进行，多选择放射化学疗法。

形态特征

肉眼分型呈溃疡型、隆起型、黏膜下肿瘤状。组织病理学上为核浓染性、核浆比（nuclear cytoplasmic ratio, N/C）高的基底细胞样小型细胞形成不规则的细胞巢状结构，呈腺样、小腺泡样、充实性、索状增殖 / 浸润（**图1，图2**）。

鉴别诊断的要点

与类基底细胞样的鳞状细胞癌之间的鉴别较为困难。作为鉴别的要点可以举出以下几点：与鳞状细胞癌相比，类基底细胞癌缺乏囊状体；细胞核的大小均一，排列于细胞巢的边缘；与鳞状细胞癌的癌珠（cancer pearl）相比，类基底细胞癌的角化珠并非均一等。

参考文献

[1] 鮫島伸一. 肛門部上皮性悪性腫瘍と悪性黒色腫の診断・治療について—外科の立場から. 日本大腸肛門病会誌 61: 987-993, 2008
[2] 松田圭二, 安達実樹, 小平進, 他. 直腸肛門部の巨大basaloid carcinomaの1例. 胃と腸 38:1326-1331, 2003
[3] Graham RP, Arnold CA, Naini BV, et al. Basaloid squamous cell carcinoma of the anus revisited. Am J Surg Pathol 40: 354-360, 2016

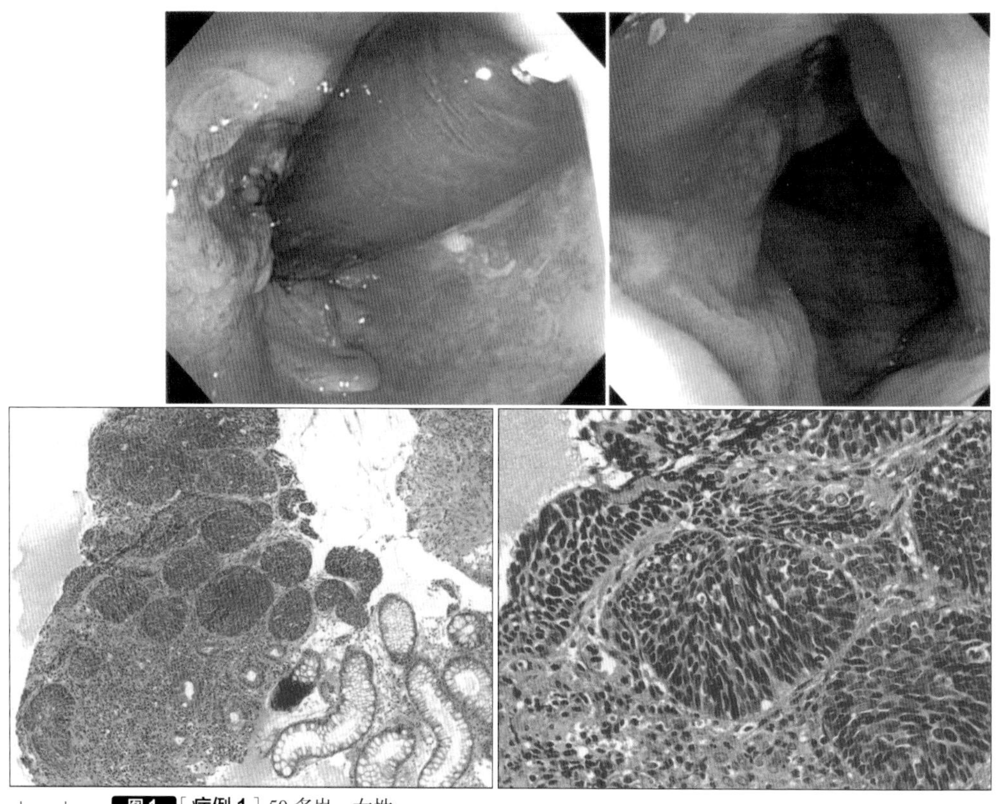

a	b
c	d

图1 ［**病例 1**］50 多岁，女性

a，b 内镜像。在肛管上部见有不规则形溃疡（反转观察像）（**a**）。虽然在肛管上部能观察到溃疡，但比反转观察像视野差（**b**）。

c，d 组织病理像（HE 染色）。与基底细胞类似的 N/C 高的异型细胞呈充实性或索状增殖，有时形成不规则的腺样 / 小腺泡样结构（**c**）。见有大小较为均一、梭形、有核、缺乏囊状体的肿瘤细胞增殖。

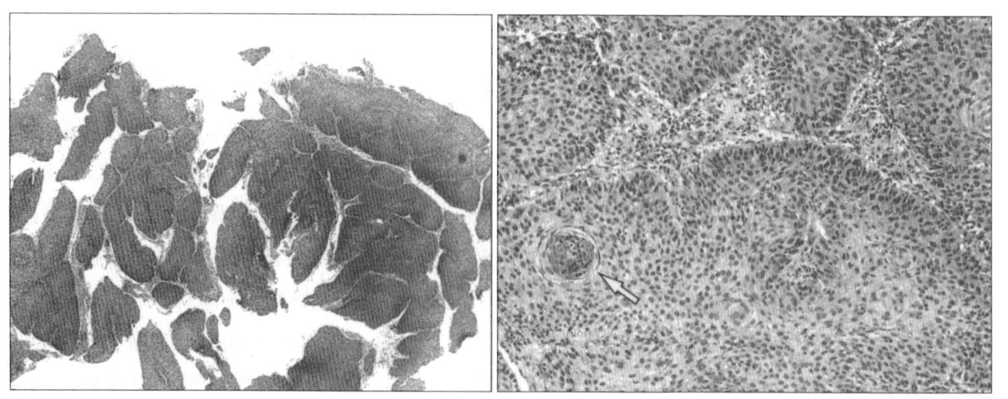

a	b

图2 ［**病例 2**］80 多岁，女性。组织病理像（HE 染色）。不规则的充实性细胞巢呈岛状增殖（**a**）。细胞巢边缘的核的栅状排列虽然不清晰，但可观察到由基底细胞样肿瘤细胞构成，伴有角化珠（**b**，箭头所指）

肿瘤性疾病

直肠癌的佩吉特病样扩散

吉松 和彦[1, 2] 山田 泰史[2] 冈山 幸代
矢野 有纪 横沟 肇 加藤 博之[3]
小林 宪[4] 田中 胜 藤林 真理子[5]
成高 义彦[2]

[1] 済生会栗橋病院外科
〒349-1105 久喜市小右衛門714-6
E-mail : kyoshsu@twmu.ac.jp
[2] 東京女子医科大学東医療センター外科
[3] 同 検査科
[4] 同 皮膚科
[5] 同 病理診断科

关键词 **佩吉特病 乳房外佩吉特病 佩吉特病样扩散 CK20 GCDFP15**

疾病的概念

所谓直肠癌的佩吉特病样扩散（pagetoid spread），是指直肠肛门的恶性肿瘤向肛门周围的皮肤表皮内浸润，表现出佩吉特病样的表现。佩吉特病（Paget's disease）是在1874年由Paget首次报道的在乳晕周围见有的腺癌的表皮内病变的病状，此后报道了肛门处的佩吉特病，以后逐渐地被称为乳房外佩吉特病。

佩吉特病被认为是与发生于顶泌汗腺或表皮内的多潜能生殖细胞（multipotentialgerm cell）的癌不同，佩吉特病样扩散是由肛管腺癌或直肠癌向下方的肛门外侧皮肤发展而形成的。

从组织病理学的角度来看，佩吉特病样扩散被认为是呈现脏器腺癌的管外进展的病况，即使原发灶是早期癌，也被认为是浸润趋势明显、恶性度高的病况。

因此，有必要通过皮肤病变的组织学检查来鉴别这两种病况，在被诊断为佩吉特病样扩散的情况下，必须进行直肠肛门的原发灶检查。

形态特征

佩吉特病样扩散作为肛门部的皮肤病变，在肛周皮肤见有瘙痒症、浸润性红斑、灰白色、隆起、溃疡、湿疹样病变等。根据皮肤病变鉴别佩吉特病和佩吉特病样扩散是很困难的。

图1是在笔者所在科室经治的肛管癌佩吉特病样扩散的肛周皮肤病变，以9点方向为中心见有浸润性红斑和隆起、湿疹样病变。因患者主诉肛周有瘙痒感，借这次就诊的机会，进行了皮肤活检组织的免疫染色（**图2**），怀疑为佩吉特病样扩散；当施行下消化道的详细检查时，在肛管处见有息肉样病变（polypoid lesion）（**图3**）。活检诊断为腺癌，为伴有佩吉特病样扩散的早期肛管癌，施行了包括皮肤病变在内的经腹会阴联合直肠切除术（**图4**）。

组织病理学诊断为：乳头状腺癌（papillary adenocarcinoma），pSM（5.5 mm），pN0，ly0，v1，pStage Ⅰ（**图5**）。术后两年半后发生了肝转移、骨转移，因原癌复发死亡。

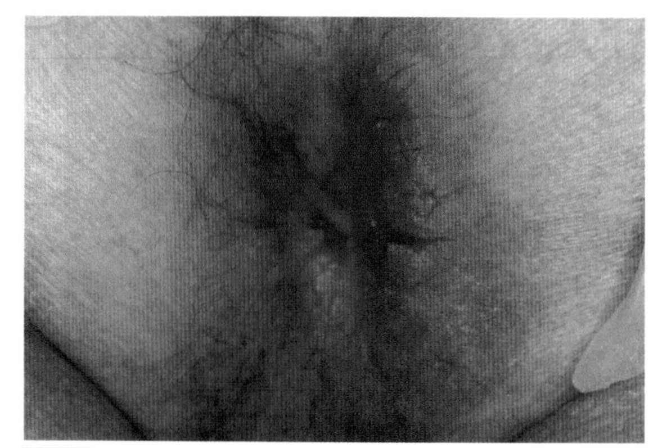

图1 笔者所在科室经治的肛管癌佩吉特病样扩散的肛周皮肤病变

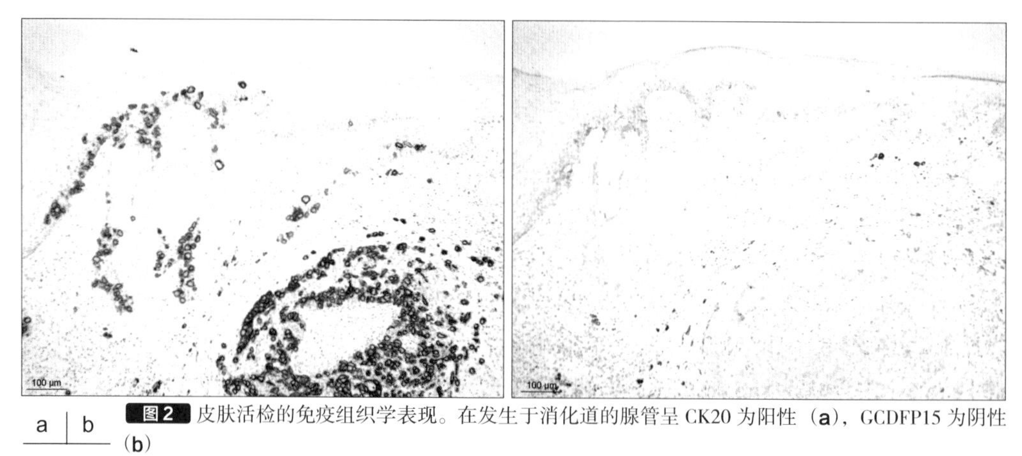

a | b

图2 皮肤活检的免疫组织学表现。在发生于消化道的腺管呈 CK20 为阳性（**a**），GCDFP15 为阴性（**b**）

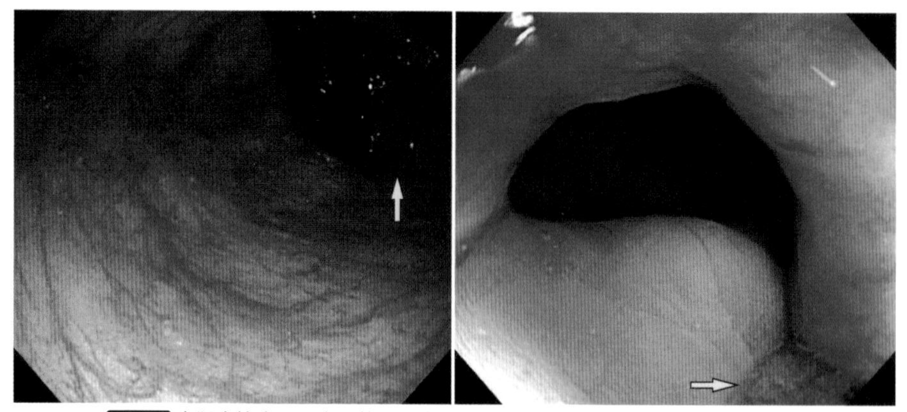

a | b

图3 大肠内镜表现。在肛管处见有息肉样病变（polypoid lesion）（黄色箭头所指）

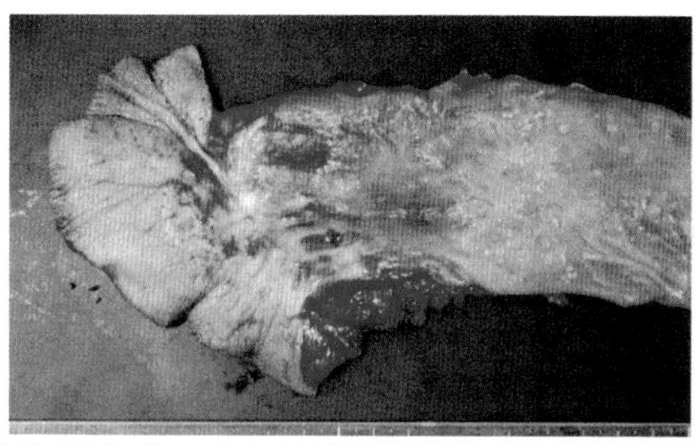

图4 诊断为肛管癌的佩吉特病样扩散，施行了经腹会阴联合直肠切除术

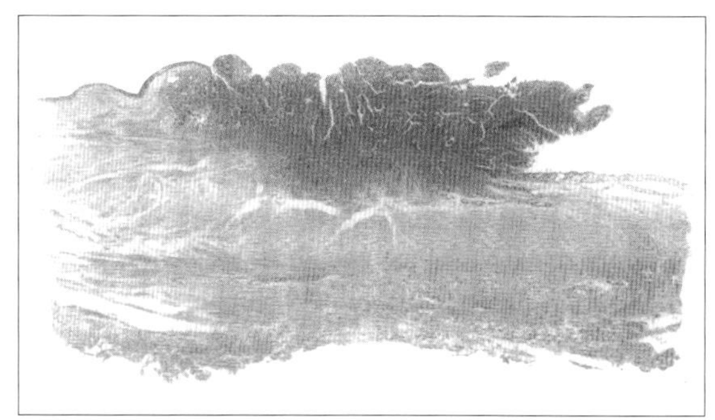

图5 肿瘤细胞越过黏膜肌层向黏膜下浸润

鉴别诊断的要点

在佩吉特病和直肠癌的佩吉特病样扩散的鉴别中采用了皮肤活检组织的免疫染色。

据报道，一般认为存在于顶泌汗腺和外泌汗腺细胞中的巨囊性病液体蛋白15（gross cystic disease fluid protein 15，GCDFP15）在佩吉特病中表达呈阳性，而在消化腺黏膜上皮表达的细胞角蛋白20（cytokeratin 20，CK20）在直肠癌的佩吉特病样扩散中表达呈阳性；GCDFP15（+）、CK20（-）为佩吉特病，GCDFP15（-）、CK20（+）则为佩吉特病样扩散，这样两种疾病就能够被鉴别出来。

但是，佩吉特病的GCDFP15的阳性率不高，假阴性也多。在近年来的报道中，因雄激素受体（androgen receptor）和HER2/neu的阳性率高，被用于佩吉特病的诊断。

参考文献

[1] Paget J. On the disease of the mammary areola preceding cancer of the mammary gland. St. Barth Hosp Rep 10:87-89, 1874
[2] Darier J, Couillard P. Sur un cas de maladie de Paget de la region perineo-anale et scrotale. Ann Dermatol Syphiligr 4:25-31, 1893
[3] Dockerty MB, Pratt JH. Extramammary Paget's disease ; a report of four cases in which certain features of histogenesis were exhibited. Cancer 5:1161-1169, 1952
[4] Nowak MA, Guerriere-Kovach P, Pathan A, et al. Perianal Paget's disease : distinguishing primary and secondary lesions using immunohistochemical studies including gross cystic disease fluid protein-15 and cytokeratin 20 expression. Arch Pathol Lab Med 122:1077-1081, 1998
[5] Goldblum JR, Hart WR. Perianal Paget's disease : a histologic and immunohistochemical study of 11 cases with and without associated rectal adenocarcinoma. Am J Surg Pathol 22:170-179, 1998
[6] Liegl B, Horn LC, Moinfar F. Androgen receptors are frequently expressed in mammary and extramammary Paget's disease. Mod Pathol 18:1283-1288, 2005

肿瘤性疾病

肛瘘癌

鹈澥 条[1]　松尾 惠五　新井 健广
冈田 滋　川西 辉贵　池上 玲一
浜畑 幸弘[2]　堤 修　指山 浩志

[1] 東葛辻仲病院
〒270-1168 我孫子市根戸946-1
E-mail : unotorojo@gmail.com
[2] 辻仲病院柏の葉

关键词　肛瘘癌　黏液腺癌　肛瘘

疾病的概念

肛瘘癌是肛瘘慢性化而发生了癌变的比较少见的癌，至今在临床上仍存在许多不明之处。据报道，通过日本大肠癌研究会的问卷调查，1540例肛门部恶性肿瘤中，肛瘘癌占6.9%。关于肛瘘癌的发生起源，除肛瘘本身以及肛门腺以外，还有先天性畸形的套叠肠管的说法。但是，肛瘘癌多在晚期的状态下被发现，并且由于既往手术的原因，最初发生的部位大多被破坏，从组织学上难以证明肛瘘癌是由肛瘘引起的。因此，作为诊断标准采用重视临床经过的隅越等报道的以下5个条件：①肛瘘病程10年以上，反复发生慢性炎症；②在肛瘘部有疼痛、硬结；③有黏液（mucin）样的分泌；④除直肠肛门以外未见原发性的癌；⑤肛瘘开口部位于肛管或者肛门隐窝处。但是，关于满足该标准中的几个条件以上可以诊断为肛瘘癌目前尚不明确。

形态特征

笔者所在医院从2002年开始的15年间一共收治过14例肛瘘癌（**表1**）。主诉为疼痛、出血、流脓、肿胀、分泌和瘙痒，与通常的肛瘘相同。在肛瘘的分类（隅越分类）上为Ⅱ型4例、Ⅲ型3例、Ⅳ型7例，呈现深部肛瘘（Ⅲ、Ⅳ型）多的趋势，在其他的报道中也相同。达到确定诊断的方法有，切开流脓或肛瘘根治术时的腰椎麻醉下活检13例，经会阴联合直肠切除术的切除组织诊断1例。在提出组织学诊断时有12例（86%）是在临床上作为怀疑肛瘘癌而被提出的，剩余的2例（14%）是作为难治性肛瘘而施行组织学诊断，确诊为肛瘘癌。

在门诊诊察时或腰椎麻醉下手术时的视诊、触诊表现中，临床上怀疑为肛瘘癌的12例的异常表现中，形成硬结/肿瘤为8例（占全部14例中的57%，**图1**），分泌胶（黏液、凝胶）状物为4例（占全部14例中的29%，**图2**）。左雨等报道，在术前临床症状中，形成硬结/肿瘤占43%，分泌胶状物占29%；中嶋等报道，硬结占32%，分泌胶状物占26%，结果相同。佐藤等报道，分泌胶状物占64%。全部14例的组织分型为：高分化腺癌8例，中分化腺癌2例，鳞状细胞癌1例，黏液腺癌8例；其中黏液腺癌占57%。关于黏液腺癌，左雨等报道占76%，岩垂

表1 14例肛瘘癌患者的临床背景资料及病理学特征

病例	年龄（岁）	性别	主诉	病程	肛瘘复发（肛瘘手术史）	隅越分类（型）	CEA（ng/mL）	CA19-9（U/mL）	确定诊断法	临床上怀疑为肛瘘癌的表现	组织分型
1	53	男	疼痛	23年	○	Ⅳ	1.8	4.3	腰椎麻醉组织	分泌胶状物	黏液腺癌
2	62	男	疼痛、出血、肿胀	4年	○	Ⅳ	13.9	6.7	腰椎麻醉组织	产生黏液	黏液腺癌
3	66	男	出血	40年	×	Ⅲ	2.9	20.3	腰椎麻醉组织	硬结	高分化腺癌
4	68	男	疼痛、肿胀、瘙痒	7个月	×	Ⅱ	1.5	98.7	腰椎麻醉组织	肿瘤	中分化腺癌
5	72	男	疼痛、出血	10个月	×	Ⅱ	—	—	腰椎麻醉组织	肿瘤	高分化腺癌
6	71	男	疼痛	2个月	×	Ⅳ	1.7	3.3	腰椎麻醉组织	肿瘤	鳞状细胞癌
7	57	男	疼痛	5个月	○	Ⅳ	—	—	腰椎麻醉组织	肿瘤	黏液腺癌
8	56	男	流脓	6个月	×	Ⅳ	—	—	腰椎麻醉组织	肿瘤	黏液腺癌
9	70	男	疼痛	22年	○	Ⅲ	—	—	腰椎麻醉组织	分泌胶状物	高分化腺癌
10	57	男	疼痛	3个月	○	Ⅲ	—	—	腰椎麻醉组织	—	黏液腺癌
11	71	女	疼痛、出血、分泌	40年	○	Ⅱ	2.5	6.8	腰椎麻醉组织	肿瘤	中分化腺癌
12	33	男	疼痛	1个月	×	Ⅱ	2.5	20.2	腰椎麻醉组织	—	黏液腺癌
13	59	男	疼痛、出血、肿胀	9年	○	Ⅳ	285	1.9	全身麻醉组织	分泌胶状物	黏液腺癌
14	66	男	疼痛	2个月	○	Ⅳ	2.3	7	腰椎麻醉组织	肿瘤	黏液腺癌

报道占63%，佐藤等报道占68%。

鉴别诊断的要点

诊断时的平均年龄为61.5岁（33～72岁），性别为男性13例，女性1例，在其他报道中也相同。肛瘘的病程为10.1年（1个月至40年）。在其他的报道中，病程的平均值或是中值均为10年以上。14例中的8例（57%）有肛瘘手术史。肿瘤标志物方面，在有诊断数据的9例中，发现上升的有3例（33%）；在其他报道中，CEA或是CA19-9上升的病例占20%～40%，

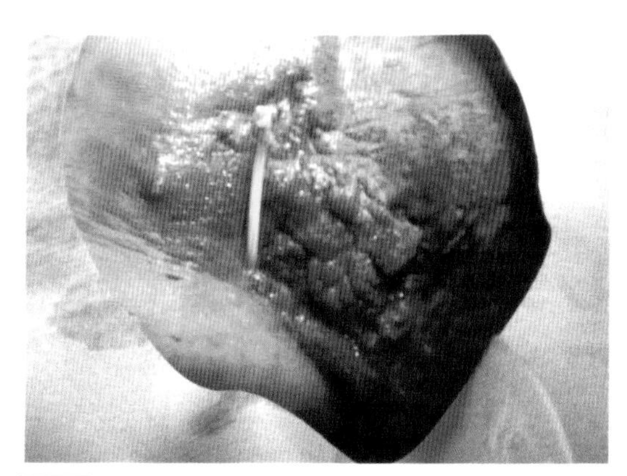

图1 ［**病例6**］在肛门的左后方见有大小不等的结节状隆起面连续，挂线的胶带被留置

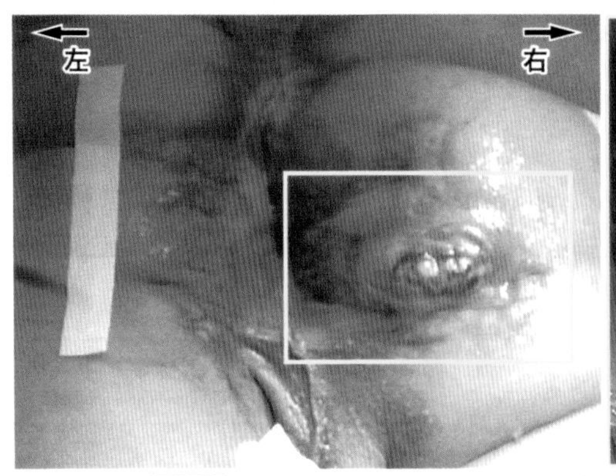

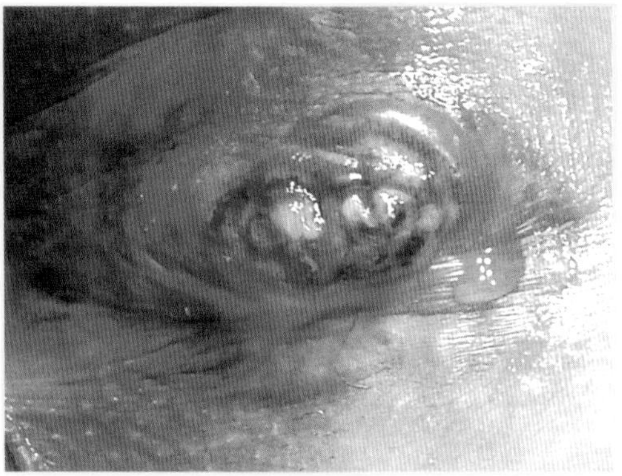

a | b

图2 [**病例1**] 在肛门的右侧见有伴隆起的肛瘘的皮肤开口部（继发性瘘口），可见胶状物的分泌。**b** 是 **a** 的黄框部分的放大图像

与其他恶性疾病一样，肿瘤标志物的诊断灵敏度较低。关于胶冻样物质（胶质）的细胞诊断，左雨等报道86%（24/28）为阳性；佐藤等报道88%（14/16）为阳性，对肛瘘癌的诊断有用。另外，磁共振成像（MRI）的胶质潴留和肿瘤形成表现也对肛瘘癌的诊断有用。

特别是在慢性、难治性、病程长的肛瘘病例中，当发现以前没有的疼痛的恶化、胶冻样分泌、硬结/肿瘤出现和狭窄时，有必要怀疑是肛瘘癌而进行鉴别诊断。

笔者认为，对于一般的临床医生来说，即使不能确定诊断肛瘘，当在长期苦恼于肛门疾病的患者中见有上述异常表现时，应该考虑将其介绍到肛门科。可以说，肛门科医生通过视诊、触诊，对肛瘘癌的诊断灵敏度绝对不低。

参考文献

[1] 左雨元樹, 山名哲郎, 小野朋二郎, 他. 痔瘻癌42例の臨床病理と治療成績の検討. 日本大腸肛門病会誌　70:57-63, 2017
[2] 鮫島伸一, 澤田俊夫, 長廻紘. 本邦における肛門扁平上皮癌, 痔瘻癌の現況, 第59回大腸癌研究会アンケート調査報告. 日本大腸肛門病会誌　58:415-421, 2005
[3] 岩垂純一. 長期の痔瘻の既往を有する肛門管癌, いわゆる痔瘻癌の臨床病理学的研究. 日本大腸肛門病会誌　44:461-476, 1991
[4] 佐藤太一, 山田一隆, 緒方俊二, 他. 痔瘻癌25例の臨床病理学的検討. 日消外会誌　49:579-587, 2016
[5] 隅越幸男, 岡田光生, 岩垂純一, 他. 痔瘻癌. 日本大腸肛門病会誌　34:467-472, 1981
[6] 中嶋健太郎, 小林昭広, 甲田貴丸, 他. 痔瘻癌15例の臨床病理学的検討. 日本大腸肛門病会誌　63:346-358, 2010

肿瘤性疾病

恶性黑色素瘤

栗原 浩幸[1] 金井 忠男 金井 慎一郎
金井 亮太 赤濑 崇嘉 中村 圭介
高林 一浩 神藤 英二[2] 上野 秀树

[1] 所沢肛門病院
〒359-1141 所沢市小手指町1丁目3-3
[2] 防衛医科大学校外科学講座

关键词 **直肠肛门 恶性黑色素瘤 卫星病灶 黑色素细胞**

疾病的概念

恶性黑色素瘤（malignant melanoma）是起源于神经嵴的黑色素细胞恶性增殖而形成的恶性肿瘤。在日本，恶性黑色素瘤的患病率为1.12人/10万人。消化道的恶性黑色素瘤非常罕见，大部分是原发于皮肤的肿瘤的转移。消化道原发的恶性黑色素瘤的主要部位是食管和直肠肛门。肛门部的恶性黑色素瘤发生率极低，仅占全部恶性黑色素瘤的0.2%、直肠肛门恶性肿瘤的0.5%。好发年龄为50～70多岁，女性约是男性的2倍多。

肛门部恶性黑色素瘤的症状主诉最多的为肛门出血，还有肛门部肿瘤、肛门疼痛、排便异常等。肛门部恶性黑色素瘤的恶性程度极高，从早期开始通过淋巴行性和血行性引起肺、脑、胃、肝等器官的转移。

肛门部恶性黑色素瘤的治疗采用经腹会阴联合直肠切除术，但预后不良，据报道5年生存率在欧美为17%，在日本为4.6%。另一方面，也有报道称，采用经腹会阴联合直肠切除术和局部切除在预后方面没有差异。化学疗法一般基于皮肤的恶性黑色素瘤的治疗原则，一般采用联合干扰素β局部用药的达卡巴嗪、尼莫司汀、长春新碱的三联疗法（DAVFeron疗法），但是其有效性尚未确认。近年来，对于无法根治切除的恶性黑色素瘤，人源化抗人PD-1单克隆抗体纳武单抗（nivolumab）被纳入日本医疗保险适用条款，效果令人期待。

形态特征

肛门部恶性黑色素瘤从形态上看，从色素沉着的小痔样病变，到在齿状线附近形成深溃疡和隆起的肿瘤病变，多种多样（**图1，图2**）。病变整体或部分见有褐色到黑色的色素沉着，也有时在原发灶周围的皮肤和黏膜下见有卫星病灶（**图1**，所谓的卫星病灶是指存在于距原发灶2 cm以内的肉眼或显微镜下可见的肿瘤灶/肿瘤结节）。另外，由于不产生或缺乏黑色素而不呈黑色的无色素性或低色素性肛门部恶性黑色素瘤占10%～30%。

恶性黑色素瘤的典型的组织学表现是细胞内的黑色素样的色素沉着和嗜酸性的大型核小体，有时见有伴核沟和核内包涵体的多形性明显的肿瘤细胞的增生（**图3**）。但是，恶性黑色素瘤有时呈现出

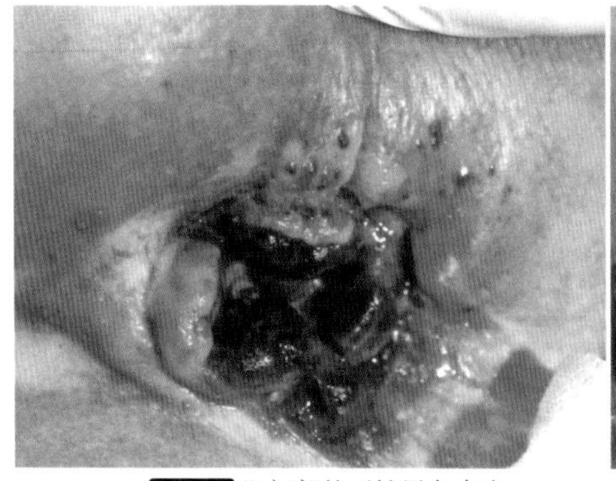
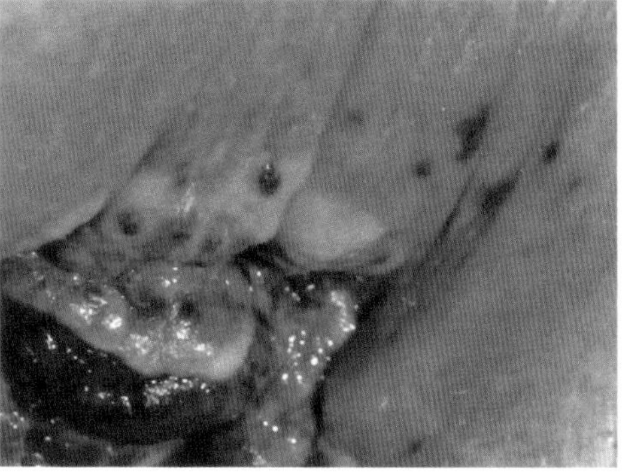

a | b

图1 肛门部的恶性黑色素瘤

a 在全周性的内痔、肛门上皮、肛门周围皮肤有黑色的肿瘤呈浸润性增殖。

b 在皮肤表面和皮下、肛门上皮下也见有很多微小的卫星病灶（图像的左侧是 12 点方向）。

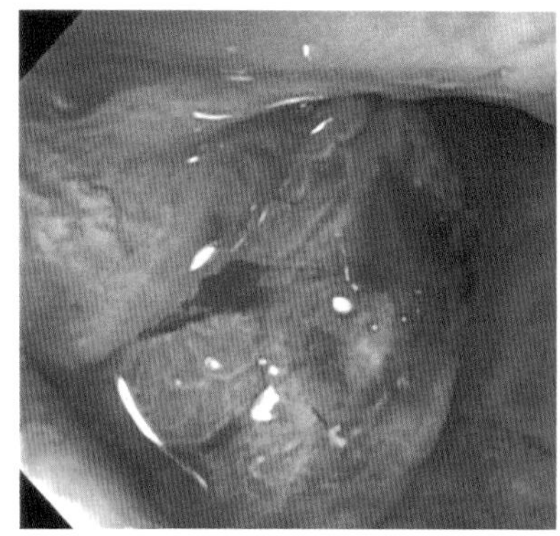
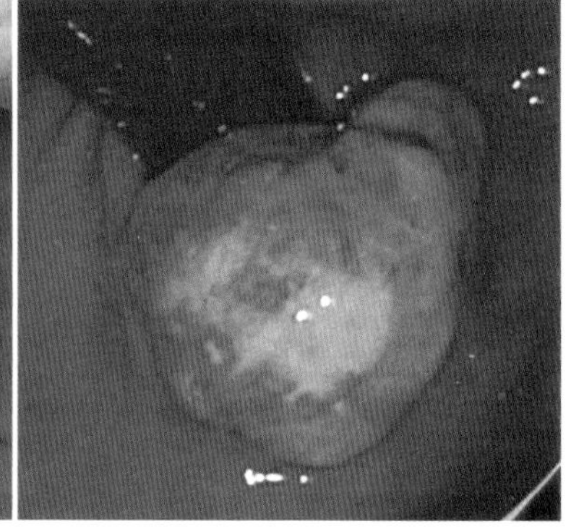

a | b

图2 直肠下段的恶性黑色素瘤

a 内镜像。为肛管正上方的易出血性的隆起性病变，一部分伴有糜烂。

b 内镜反转像。在直肠下段的齿状线附近观察到不规则形的 2 cm 大小的隆起性病变。还可以观察到白色的肉芽样部分和浅黑色的部位。

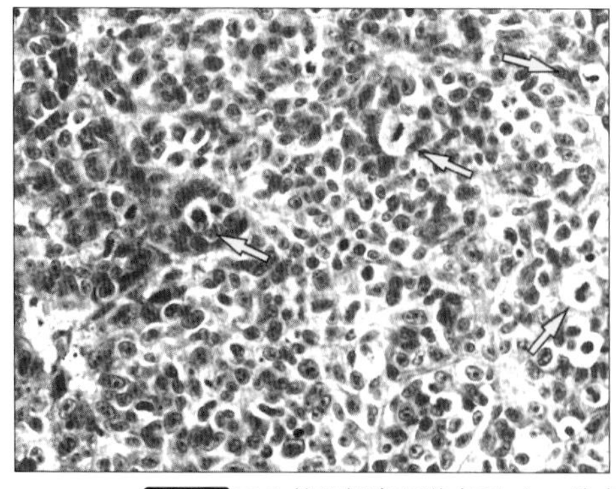
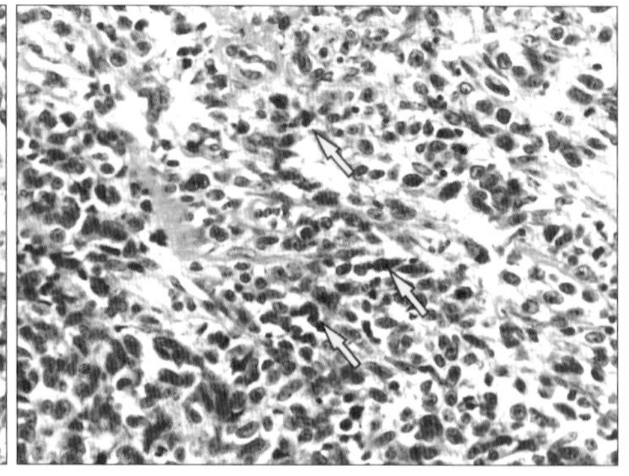

a | b

图3 **图2** 的组织病理学表现（HE 染色，×400）

a 无黑色素沉着的区域。见有核小体清晰的大型细胞核、分裂象明显的肿瘤细胞增殖的表现。箭头所指为核分裂象。

b 黑色素沉着的区域。在一部分区域有褐色的黑色素。箭头所指为黑色素。

多样的组织学表现，苦恼于组织学诊断的情况也不罕见。有必要进行 S-100 蛋白、HMB-45、黑色素 A（melan-A）等的免疫组织化学检查（**图4**）。

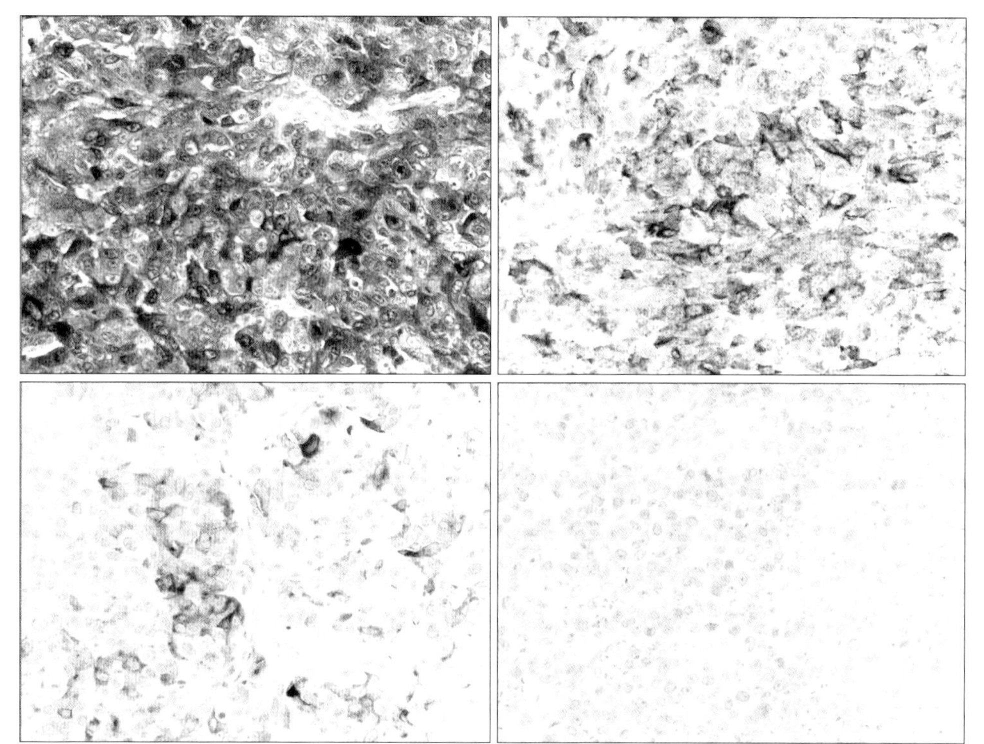

a	b
c	d

图4 图2的组织病理学表现（免疫染色，×400）。**a**：S-100（+）；**b**：HMB-45（+）；**c**：黑色素A（+）；**d**：嗜铬粒蛋白A（-）。作为恶性黑色素瘤典型的表现，包括无黑色素的区域在内也呈同样的染色结果。由于无黑色素的区域看似分化低的小细胞癌样，怀疑是向神经内分泌系的分化，故追加了嗜铬粒蛋白A免疫染色

鉴别诊断的要点

需要注意，有将伴有血栓和一部分变为黑色的内痔诊断为恶性黑色素瘤的情况；同时，也有把恶性黑色素瘤诊断为内痔的情况。

为了确诊，有必要施行活检。在患有肛门部恶性黑色素瘤的情况下，未见活检和预后之间有明显的相关性。但是，由于本病为具有很强转移能力的肿瘤，有必要建立起在活检后能够尽快施行根治手术的方案。另一方面，因为本病治愈的唯一手段是早期发现并切除，所以对于可疑的病变和伴有溃疡的病变，也有人认为应该施行活检。

参考文献

[1] 松島誠, 黒水丈次, 岡本康介, 他. 悪性黒色腫. 胃と腸 51:374-377, 2016

[2] Raju N, Pai R, Welton ML. Miscellaneous neoplasms. Melanoma. Bailey HR, Billingham RP, Stamos MJ, et al (eds). Colorectal surgery. Elsevier Saunders, Philadelphia, pp 326-336, 2013

[3] Isenberg GA. Malignant tumors of the anal canal. Corman ML, Nicholls RJ, Fazio VW, et al (eds). Corman's colon and rectal surgery, 6th ed. Wolters Kluwer Health/Lippincott Williams & Wilkins, Philadelphia, pp 991-1013, 2013

[4] Tokunou K, Yamamoto T, Toshimitsu H, et al. A case of rapidly progressing anorectal malignant melanoma. 癌と化療 39:2292-2294, 2012

[5] 岡部聡, 中島和美, 金子慶虎, 他. 直腸肛門部悪性黒色腫—自験例と本邦報告137例の検討. 日本大腸肛門病会誌 40:401-407, 1987

[6] 鮫島伸一. 肛門部上皮性悪性腫瘍と悪性黒色腫の診断・治療について—外科の立場から. 日本大腸肛門病会誌 61:987-993, 2008

[7] 赤松泰次, 下平和久, 野沢祐一, 他. 直腸肛門部乏色素性悪性黒色腫. 胃と腸 51:378-381, 2016

[8] 皮膚悪性腫瘍ガイドライン, メラノーマ(悪性黒色腫), 2007. https://www.dermatol.or.jp/medical/guideline/skincancer/mm/mm-tnm.html (2018年2月2日現在)

[9] 栗原浩幸. 肛門周囲の皮膚疾患. 金井忠男(監), 肛門疾患—解剖から手術まで, 南山堂, pp 171-184, 2014

[10] 栗原浩幸, 金井忠男, 山腰英紀, 他. 内痔核の鑑別診断と治療方針. 消外 25:1263-1271, 2002

[11] Boushey RP, Moloo H. Miscellaneous neoplasms. Beck DE, Roberts PL, Saclarides TJ, et al (eds). The ASCRS Textbook of Colon and Rectal Surgery, 2nd ed. Springer, New York, pp 813-823, 2011

肿瘤性疾病

恶性黑色素瘤

——无黑色素黑色素瘤（内镜下不呈现黑色的无黑色素沉着的病变）

山崎 明[1, 2] 斋藤 彰一[1] 高松 学[3]
河内 洋 西川 雄祐[1] 堀江 义政
安江 千寻 山本 安则 井出 大资
千野 晶子 五十岚 正广

[1] がん研有明病院消化器内科
〒135-8550 東京都江東区有明3-8-31
E-mail : yamasakiakira.611@gmail.com
[2] 熊本大学大学院生命科学研究部消化器内科学分野
[3] がん研有明病院病理部

关键词 **直肠肛门　恶性黑色素瘤　低色素性恶性黑色素瘤　无色素性恶性黑色素瘤**

疾病的概念

发生于直肠肛门的恶性黑色素瘤，被认为是起源于在直肠肛门过渡部的上皮基底层存在的黑色素细胞。消化道原发的恶性黑色素瘤虽然很少见，但是直肠肛门与食管并列为好发部位。据报道，直肠肛门恶性黑色素瘤在日本的发生率为全部恶性黑色素瘤的4.6%，为直肠肛门恶性肿瘤的0.38%。直肠肛门恶性黑色素瘤患者的平均生存期为8～25个月，5年生存率为4.6%～15%，这是预后不良的疾病。病变颜色多为反映黑色素的黑色，但肉眼表现不呈现黑色的低色素性或无色素性的无黑色素沉着病变据报道占6.6%～26.4%，有时难以诊断。

形态特征

在日本报道的96例直肠肛门恶性黑色素瘤的研究中，作为肉眼形态的特征，以隆起型为最多（74%），其次是溃疡型8.3%、表面型5.2%，黏膜下肿瘤（submucosal tumor, SMT）型4.2%。在仅限于无色素性恶性黑色素瘤的研究中，同样是隆起型多（78.9%），溃疡型为10.5%。在隆起型的病变中，从广基性病变到有蒂性病变均存在，即使是广基性病变也有很多陡然增高的病例。形状为不规则的粗大结节状，表面被白苔和非肿瘤性黏膜所覆盖。

鉴别诊断的要点

恶性黑色素瘤不仅发生于由复层扁平上皮构成的皮肤和食管/肛门上皮，还发生于存在黑色素细胞的胃和直肠等消化道黏膜，知道这一点很重要。在笔者等所经治的病例（**图1～图4**）中，观察到虽然是不呈现黑色的无黑色素沉着病变，但在直肠下段的主病变的附近见有反映黑色素沉积的黑斑，如果能注意到，则可以考虑列举在鉴别诊断的首位。肉眼形态上呈现隆起型肿瘤和SMT样隆起、溃疡型等多种多样的内镜表现，不仅与恶性淋巴瘤和胃肠道间质瘤（Gastrointestinal stromal tumors, GIST）、平滑肌肉瘤等非上皮性肿瘤之间的鉴别很难，有时与直肠

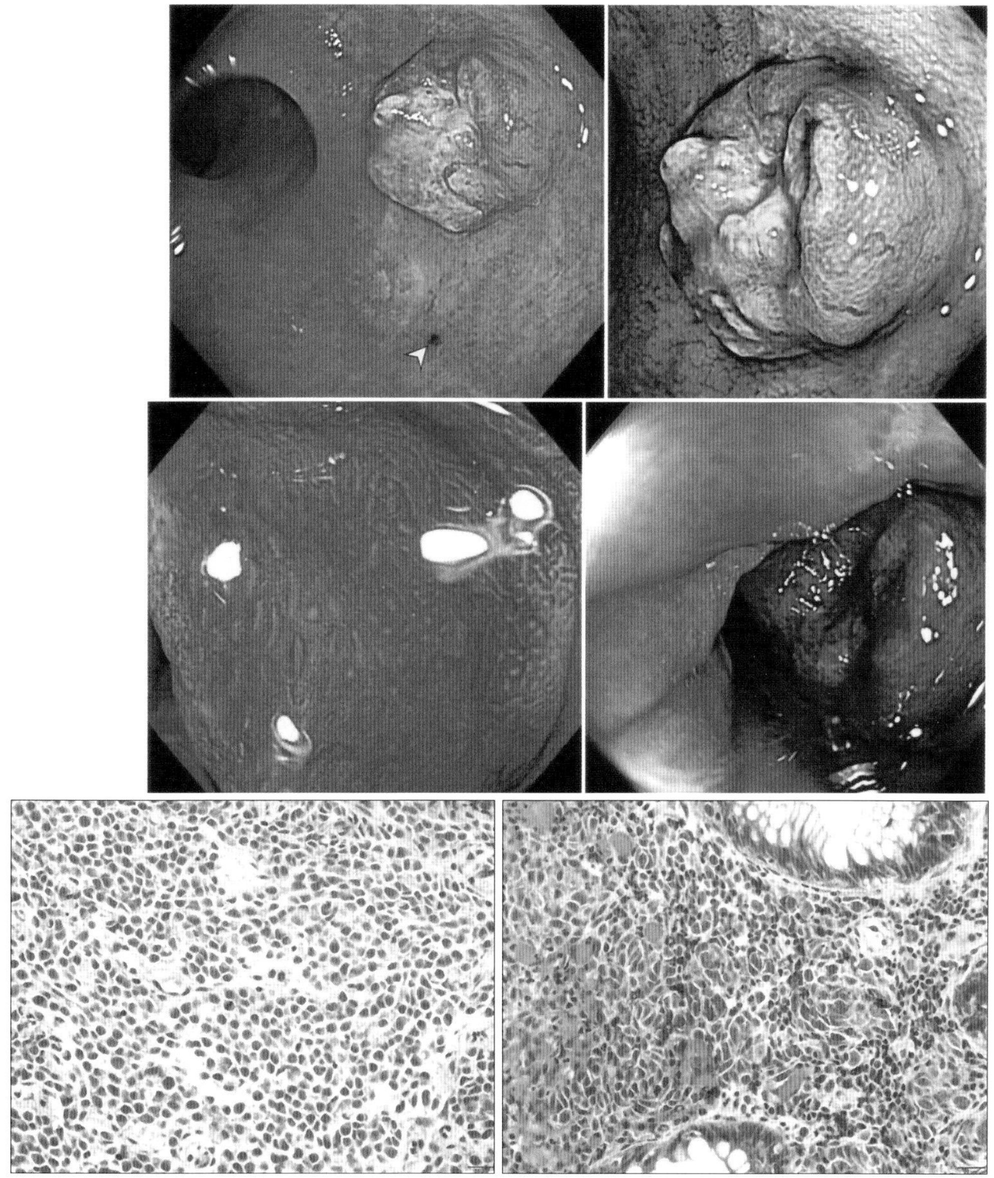

图1 经治病例

a	b
c	d
e	f

a 常规白光内镜像。在直肠下段见有长径 25 mm 大小、陡然增高的隆起性病变。颜色为与周围黏膜同色～发红；在正常周围黏膜上发现有黑黄斑（黄色箭头所指）。在中心处是伴有溃疡的 SMT 样的隆起性病变。从主病变以及周围黏膜的黑斑取材施行了活检。

b 色素染色像。当向病变处喷洒上靛胭脂时，溃疡底部的凹凸不平变得清晰，肿瘤边缘的隆起被非肿瘤性黏膜所覆盖。

c 结晶紫染色放大像。在边缘隆起处可以观察到拉长的 I 型腺管开口（pit）。

d 在活检中，是肿瘤从肛门边缘要出来似的柔软肿瘤。

e，f 活检标本像（HE 染色，高倍放大）。在 HE 染色像中，均为呈充实状增殖的异型细胞增殖而形成的肿瘤；在从黑斑取材的活检（**f，图 1a** 的黄色箭头所指）中，黑色素的产生明显。在免疫组织化学染色像中，黑色素 A 和 S-100 蛋白均呈阳性，HMB-45 只在从黑斑取材的活检中呈阳性。

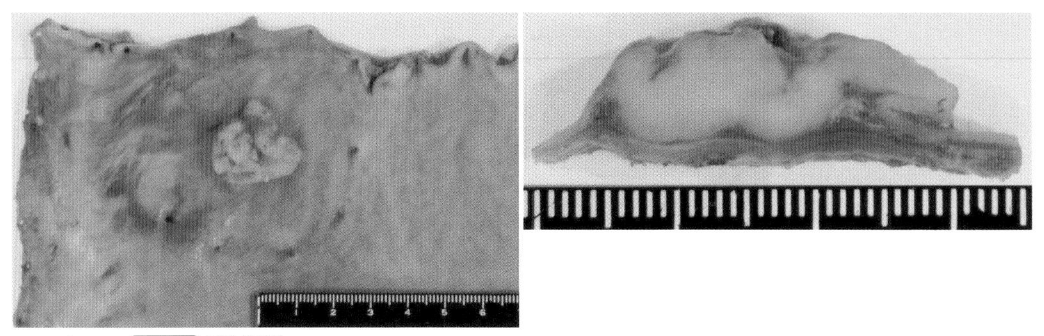

a | b **图2** 经治病例

a 新鲜切除标本的肉眼观像。肿瘤距离齿状线 15 mm，被认为是直肠发生的肿瘤。

b 固定标本的剖面像。为白色的实质性肿瘤，呈被认为是无黑色素黑色素瘤（amelanotic melanoma）的肉眼表现。

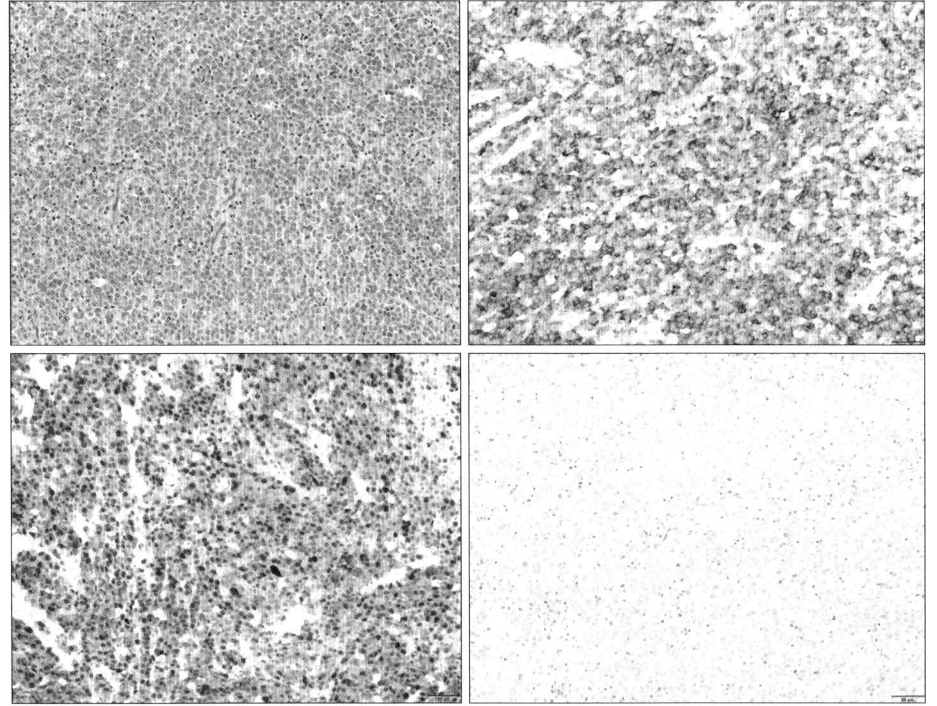

a | b / c | d **图3** 手术标本。可以看到核小体明显的高度异型细胞的充实状增殖，为黑色素瘤的典型组织学表现。活检结果相同，在免疫组织化学染色中除了 HMB-45 以外的 2 种均为阳性

a HE 染色高倍放大像。

b 黑色素 A 免疫染色像。

c S-100 蛋白免疫染色像。

d HMB-45 免疫染色像。

癌（低分化腺癌和未分化癌）和神经内分泌肿瘤［(neuroendocrine tumor, NET) / (neuroendocrine carcinoma, NEC)］等上皮性肿瘤之间的鉴别也很难。在呈现特征性的黑色的情况下诊断比较容易，但在不呈现黑色的低色素性或无色素性恶性黑色素瘤的情况下则对于诊断大多是令人苦思焦虑的。

恶性黑色素瘤是非上皮性肿瘤，肿瘤边缘的隆起被非肿瘤性黏膜所覆盖。在与直肠癌等上皮性肿瘤的鉴别上，观察肿瘤边缘的隆起是很重要

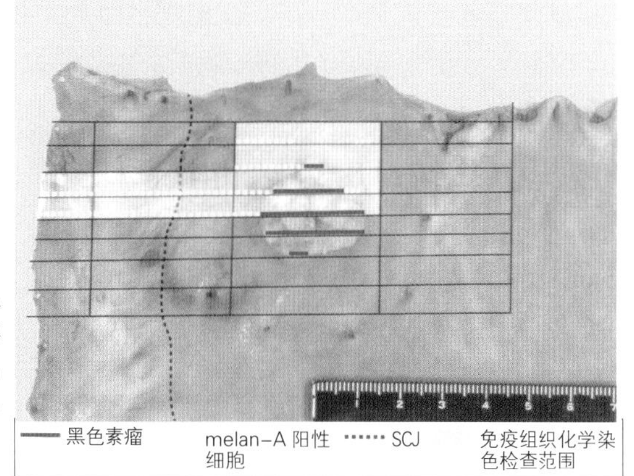

图4 最终病理诊断为：Rb，25 mm×20 mm，恶性黑色素瘤（无黑色素沉着），ly1，v3，PM0，DM0，pN1。从黑色素 A 阳性细胞的分布来看时，是呈从肛管连续的分布，也达到肿瘤的边缘部；HMB-45 阳性细胞的分布也是一样，这些细胞有可能是肿瘤发生的温床

的。在笔者等所经治的病例中，在边缘隆起处观察到拉长的Ⅰ型腺管开口（**图1c**），提示反映着由 SMT 成分所引起的黏膜的进展。另外，恶性黑色素瘤与恶性淋巴瘤一样，是比较柔软的肿瘤，通过充吸气和活检钳触诊来评估硬度也很重要。笔者等所经治的病例在活检时也是柔软的肿瘤（**图1d**），认为是鉴别诊断上的要点。

关于部分活检，以前有时也在皮肤科领域被作为禁忌，但是最近在无法完全切除活检的情况下，优先考虑施行部分活检以得到确诊。在从直肠肛门肿瘤取材的活检中被怀疑是恶性肿瘤，并呈缺乏腺管形成的组织学表现的情况下，应该考虑到恶性黑色素瘤的可能性，有必要积极地追加黑色素 A 和 HMB-45（抗黑素体抗体）、S-100 蛋白等的免疫组织化学染色。

参考文献

[1] Mason JK, Helwig EB. Ano-rectal melanoma. Cancer 19:39-50, 1966
[2] 岡部聡, 中島和美, 金子慶虎, 他. 直腸肛門部悪性黒色腫自験例と本邦報告137例の検討. 日本大腸肛門病会誌 40:401-407, 1987
[3] 半羽宏之, 東野正幸, 裴光男, 他. 直腸肛門部悪性黒色腫の1治験例と本邦報告154例の検討. 日臨外医会誌 53:154-158, 1992
[4] Patrick RJ, Fenske NA, Messina JL. Primary mucosal melanoma. J Am Acad Dermatol 56:828-834, 2007
[5] 桑田剛, 小泉浩一, 江頭秀人, 他. 潰瘍型を呈した無色素性直腸肛門部悪性黒色腫の1例. 胃と腸 47:403-412, 2012
[6] 赤松泰次, 下平和久, 野沢祐一, 他. 直腸肛門部乏色素性悪性黒色腫. 胃と腸 51:378-381, 2016
[7] 斎田俊明, 真鍋求, 竹之内辰也, 他. 皮膚悪性腫瘍診療ガイドライン. 日皮会誌 117:1855-1925, 2007

肿瘤性疾病

直肠恶性淋巴瘤

中村 昌太郎[1] 梁井 俊一 川崎 启祐
池上 幸治[2] 江崎 幹宏[3] 松本 主之[1]

[1] 岩手医科大学医学部内科学講座消化器内科消化管分野 〒020-8505 盛岡市内丸 19-1
E-mail : shonaka@iwate-med.ac.jp
[2] 九州大学大学院医学研究院病態機能内科学
[3] 佐賀大学医学部附属病院光学医療診療部

关键词 **直肠淋巴瘤　MALT 淋巴瘤　弥漫性大 B 细胞淋巴瘤　滤泡性淋巴瘤　肉眼分型 / 内镜表现**

疾病的概念

大肠淋巴瘤占大肠恶性肿瘤的 0.1% ~0.7%，占消化道原发淋巴瘤的 3% ~10%；直肠淋巴瘤占大肠淋巴瘤的 10% ~35%。在组织分型中，黏膜相关淋巴组织（mucosa-associated lymphoid tissue，MALT）淋巴瘤最多，弥漫性大 B 细胞淋巴瘤（diffuse large B-cell lymphoma，DLBCL）、T 细胞淋巴瘤、滤泡性淋巴瘤发生率也高。虽然伯基特淋巴瘤（Burkitt lymphoma，BL）及套细胞淋巴瘤等发生率低，但有时也引起直肠病变。各组织型淋巴瘤的特征如**表 1** 所示。

形态特征

直肠恶性淋巴瘤的肉眼观形态多种多样，但在某种程度上，能观察到与其组织型有关（**表 1**）。MALT 淋巴瘤隆起型的较多，呈表面平滑或结节状的黏膜下肿瘤（submucosal tumor，SMT）样隆起，可以观察到球状 / 颗粒状黏膜以及扩张的异常小血管（**图 1，图 2**）。另一方面，DLBCL 的大多数为溃疡型和隆起型，有时需要与癌进行鉴别（**图 3**）。呈大范围多发性小隆起的多发性淋巴瘤性息肉病（multiple lymphomatous polyposis，MLP）型在滤泡性淋巴瘤（**图 4**）、套细胞淋巴瘤（**图 5**）、MALT 淋巴瘤等中可以被看到。弥漫性呈颗粒状、粗糙不规则黏膜的弥漫性在 T 细胞淋巴瘤（**图 6**）和 MALT 淋巴瘤中是特征性的。

鉴别诊断的要点

单发的隆起型和溃疡型淋巴瘤与癌之间的鉴别虽然成为问题，但淋巴瘤通过送气所引起的伸展性良好、病变的边界部平缓、缺乏在癌中可见的不规则的边缘等特征，为其与癌之间鉴别的要点。

表1 直肠恶性淋巴瘤的组织学分类和免疫组织化学染色、基因学异常以及与肉眼分型之间的关系

组织分型	免疫组织化学染色的特征	基因学异常	肉眼分型/内镜表现
B 细胞淋巴瘤	CD20+，CD79a+		
MALT 淋巴瘤 *	CD5-，CD10-，CD21-	t（11；18）/API2-MALT1	隆起型>弥漫型、表层型、MLP
滤泡性淋巴瘤	CD10+，BCL2+	t（14；18）/IGH-BCL2	MLP>隆起型、混合型
套细胞淋巴瘤	周期蛋白 D1+，CD5+	t（11；14）/CCND1-IGH	混合型、MLP>隆起型
弥漫性大 B 细胞淋巴瘤（DLBCL）	CD10+/-，BCL6+/-，MUM1+/-	t（3；14）/BCL6-IGH	溃疡型≥隆起型
伯基特淋巴瘤	CD10+，CD43+，BCL2-，BCL6+	t（8；14）/MYC-IGH	隆起型≥溃疡型
NK/T 细胞淋巴瘤	CD3+ 或 CD2+/CD56+		
肠病相关 T 细胞淋巴瘤	CD5-，CD7+，CD56+/-，CD103+	9q21.3+/16q12.1-，8q24（MYC）+	弥漫型（伴有粗糙黏膜、多发溃疡）
成人 T 细胞白血病淋巴瘤	CD5+，CD4+ 或 CD8+	HTLV-1 潜伏性病毒 DNA	弥漫型（伴有粗糙黏膜、阿弗他样病变）

*：包括免疫增生性小肠疾病。

MALT：mucosa-associated lymphoid tissue，黏膜相关淋巴组织；MLP：multiple lymphomatous polyposis，多发性淋巴瘤性息肉病；DLBCL：diffuse large B-cell lymphoma，弥漫性大 B 细胞淋巴瘤；HTLV-1：human T cell leukemia virus type 1，人类 T 细胞白血病病毒 1 型。

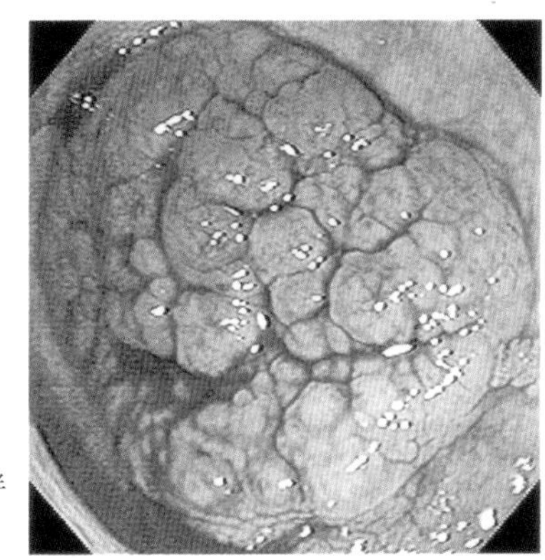

图1 直肠 MALT 淋巴瘤，隆起型。70 多岁，女性。在 Rb 前壁处发现伴有小血管增生的多结节状的广基性隆起性病变

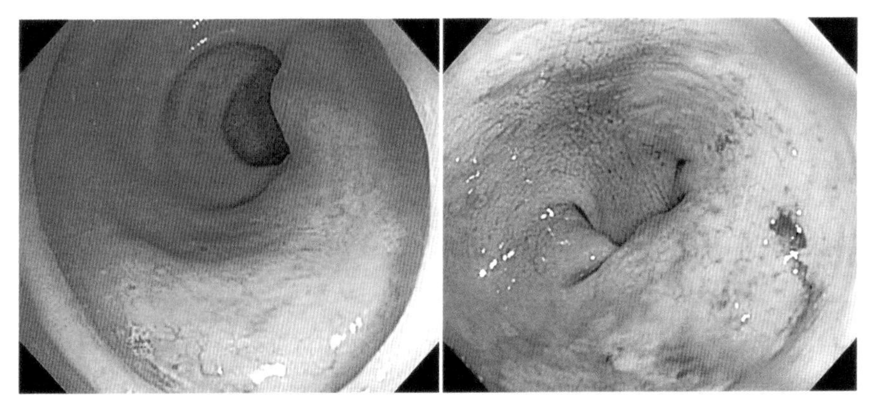

a | b

图2 直肠 MALT 淋巴瘤，隆起型。80 多岁，男性。在 Ra 前壁处发现伴有小血管增生的平缓隆起的黏膜下肿瘤样病变

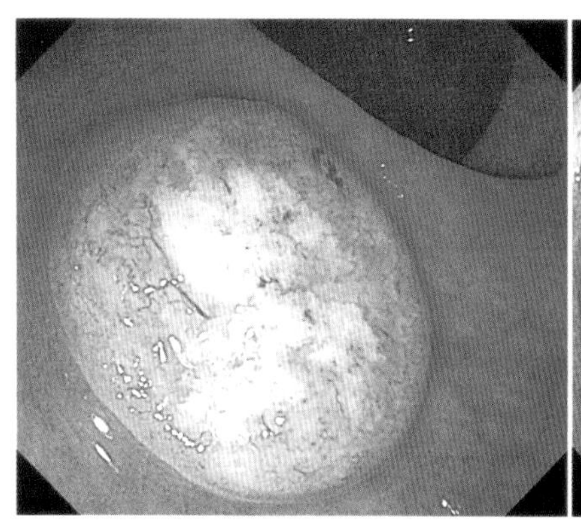
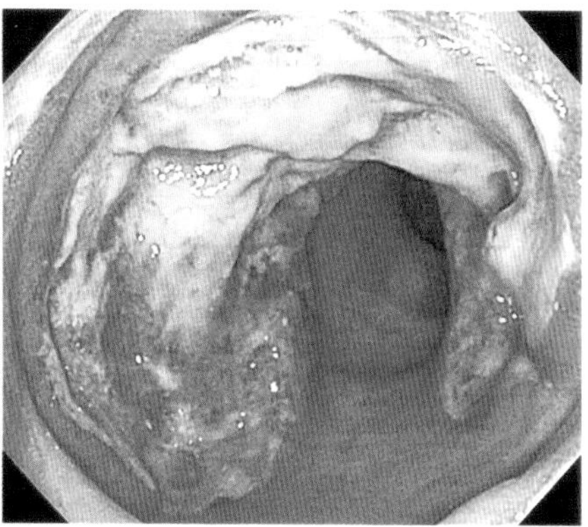

a | b

图3 直肠 DLBCL

a 隆起型。60 多岁，女性。在 Rb 发现附着脓性黏液、伴有小血管增生的平板状的隆起性病变。

b 溃疡型。60 多岁，女性。在 Ra 发现超过 4/5 周、伴有耳郭状隆起的溃疡型肿瘤。

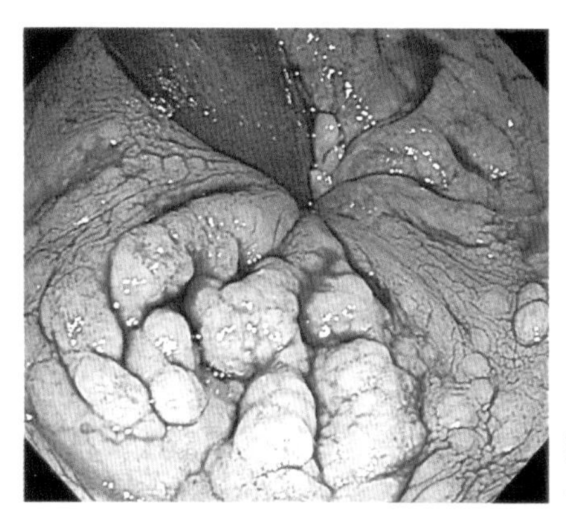

图4 直肠滤泡性淋巴瘤，MLP 型。60 多岁，女性。在 Rb 发现连珠状 / 多结节状的多发隆起性病变

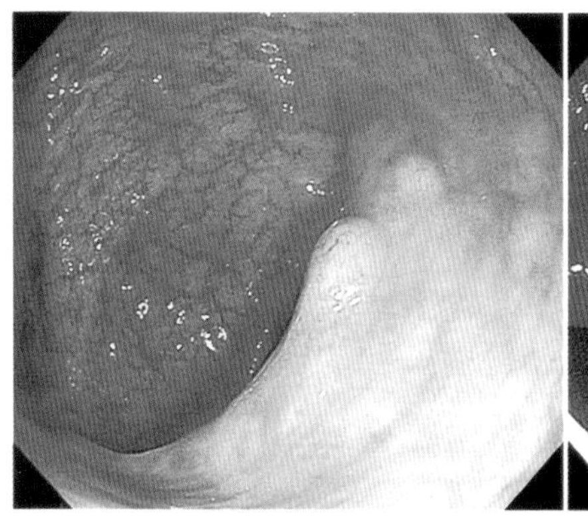
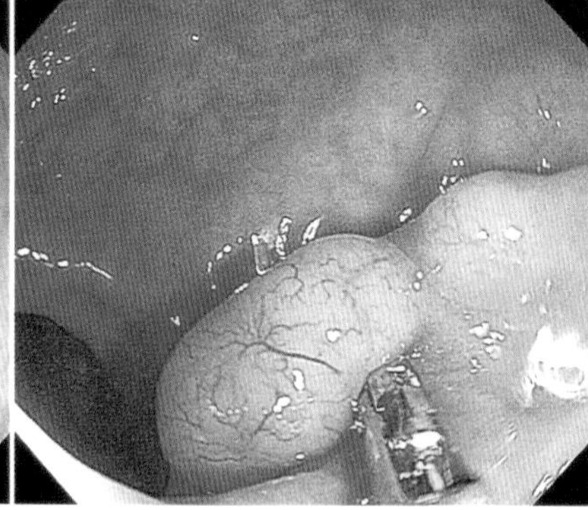

a | b

图5 直肠套细胞淋巴瘤，MLP 型。50 多岁，女性。在 Rb 发现伴有异常血管、表面平滑的多发性黏膜下肿瘤样病变

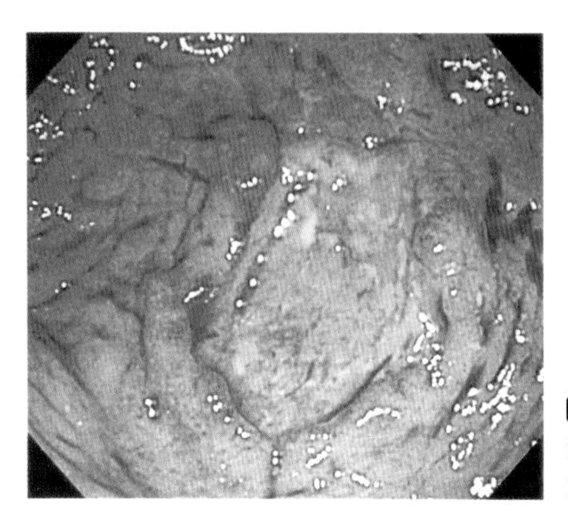

图6 直肠 T 细胞淋巴瘤（血管免疫母细胞性 T 细胞淋巴瘤），混合型。70 多岁，女性。在 Rb 发现伴有黏膜下肿瘤（SMT）样环状隆起的、边界清晰的浅溃疡，在其周围弥漫性见有水肿状 / 粗糙黏膜

参考文献

[1] Swerdlow SH, Campo E, Harris NL, et al (eds). WHO Classification of Tumours of Haematopoietic and Lymphoid Tissues, 4th ed, IARC, Lyon, 2008

[2] Nakamura S, Matsumoto T, Iida M, et al. Primary gastrointestinal lymphoma in Japan : A clinicopathologic analysis of 455 patients with special reference to its time trends. Cancer 97: 2462-2473, 2003

[3] 中村昌太郎, 梁井俊一, 藤田恒平, 他. 直腸悪性リンパ腫の臨床病理学的特徴. 胃と腸 45:1359-1370, 2010

[4] 中村昌太郎, 梁井俊一, 藤田恒平, 他. 直腸悪性リンパ腫の臨床病理学的特徴. 胃と腸 45:1359-1370, 2010
中村昌太郎. MALTリンパ腫, 悪性リンパ腫. 渡辺守, 田中信治(編). これで納得! 画像で見ぬく消化器疾患. vol. 2. 大腸. 医学出版, pp 153-158, 2014

[5] 中村昌太郎, 松本主之, 池上幸治, 他. 小腸・大腸MALTリンパ腫の診断と治療. 胃と腸 49:635-647, 2014

肿瘤性疾病

直肠良性淋巴样息肉

迎 美幸[1]　小林 清典[2]　松本 育宏[1]
川岸 加奈　横山 薰　佐田 美和
小泉 和三郎

[1]北里大学医学部消化器内科学
〒252-0374 相模原市南区北里1丁目15-1
[2]同　新世紀医療開発センター

关键词　直肠良性淋巴样息肉　内镜表现　超声内镜

疾病的概念

直肠良性淋巴样息肉（benign lymphoid polyp, BLP）是伴于黏膜下层的正常淋巴滤泡的局部增生的黏膜下肿瘤样隆起。引起淋巴滤泡增生的原因是某种慢性刺激引起的反应性变化，人们认为这种假说比较有说服力。在组织学上，由从黏膜到黏膜下层的具有生发中心的淋巴滤泡构成，黏膜上皮萎缩，见有固有腺管的消失和糜烂。在日本，直肠良性淋巴样息肉也被称作直肠扁桃体（rectal tonsil）、良性淋巴瘤（benign lympoma）、假性淋巴瘤（pseudolymphoma）等。BLP 虽然在欧美有很多报道，但在日本的报道比较少。直肠 BLP 在中老年女性中多发，多以便血为契机被发现，但无症状的情况也不在少数。

形态特征

BLP 多发生在直肠下段，大小为 0.5 ~ 4.5 cm；

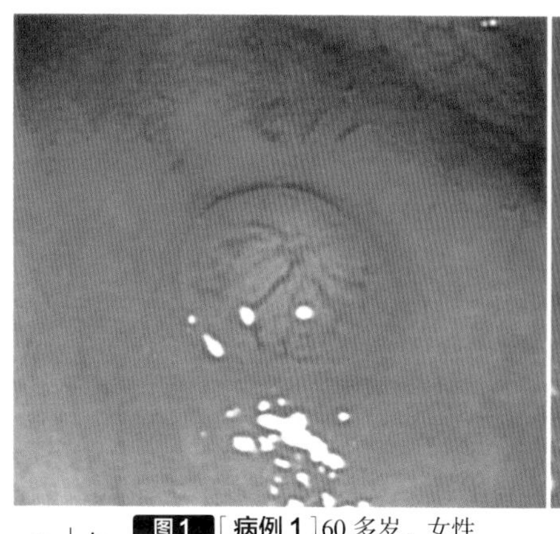
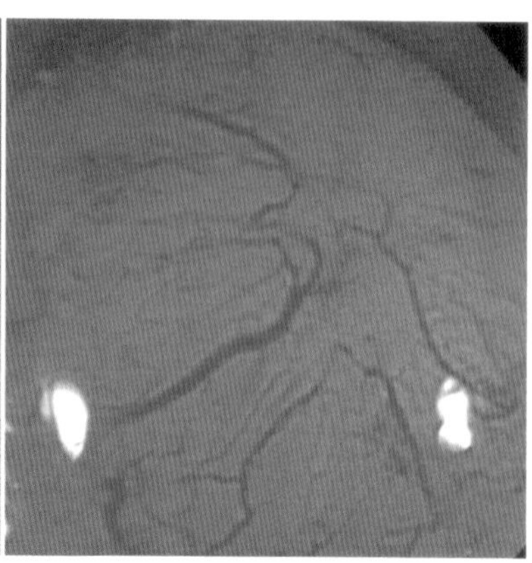

图1［**病例 1**］60 多岁，女性
a 常规内镜像。在直肠下段发现广基性的黏膜下肿瘤样隆起。颜色为白色，在表面发现扩张的血管。
b 放大内镜像。血管从隆起的顶部向边缘放射状走行，呈车轮的辐辏样表现。

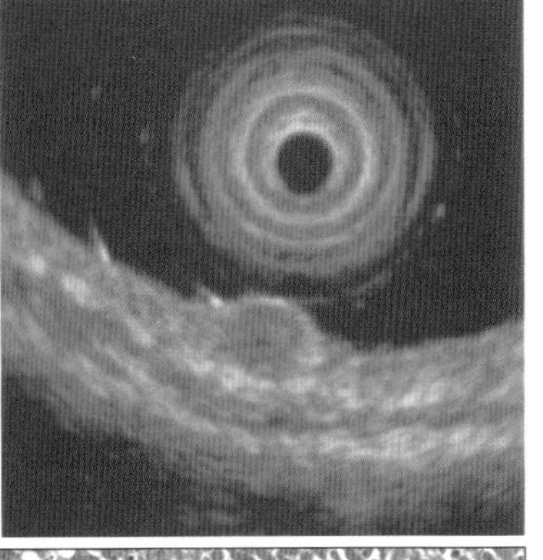

图1（续）

c EUS 像。从直肠壁的第 2 层到第 3 层，发现内部为低回声且均一的肿瘤表现。

d,e 组织病理像（d：低倍放大像；e：高倍放大像）。从黏膜到黏膜下层，发现具有主要由成熟淋巴细胞形成的生发中心的淋巴滤泡增殖（d）。在增殖的淋巴滤泡的组成细胞中未发现细胞异型，诊断为 BLP（e）。

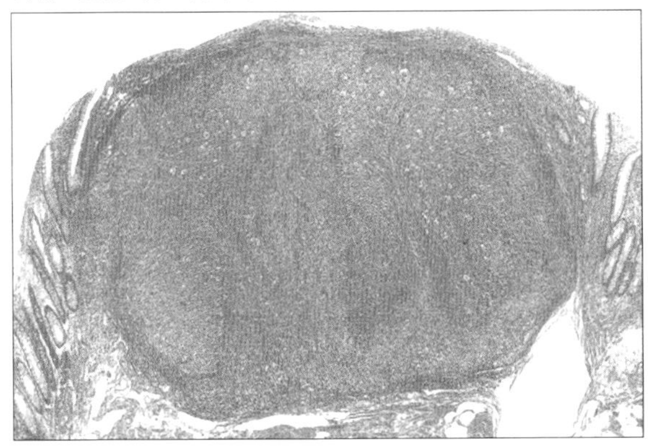

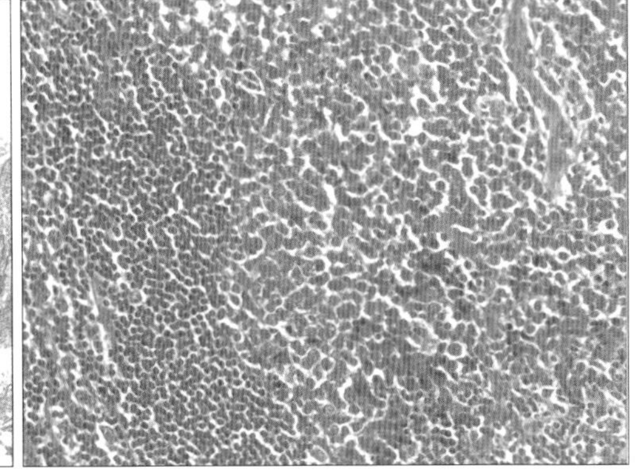

在内镜下作为从无蒂到亚蒂的白色隆起被观察到。在笔者等所经治的 9 例 BLP 的内镜表现中，病变的形态大多为无蒂且小型；颜色多呈白色；从隆起的顶部到边缘呈现出细血管放射状伸出的车轮辐辏样的表现（**图 1a、b**）。

超声内镜（endoscopic ultrasonography，EUS）像显示病变的所在层多为第 3 层，内部回声为均一的低回声（**图 1c**）。

鉴别诊断的要点

作为鉴别疾病，可以列举出类癌和恶性淋巴瘤等。类癌为黄色且单发的情况较多；恶性淋巴瘤的隆起大小各异，大多会发现中心有小凹陷。据 EUS 表现，很难鉴别这些疾病和 BLP。此外，在组织病理学表现上，多数情况下也难以鉴别 BLP 和黏膜相关淋巴组织（mucosa-associated lymphoid tissue, MALT）淋巴瘤，也有报道称，需要通过各种免疫染色和免疫球蛋白轻链或重链基因重组等来评估单克隆性。

只通过内镜表现来确定诊断 BLP 是很困难的。当怀疑是 BLP 时，有必要通过 EUS 确认病变的所在层，然后作为诊断性治疗，通过内镜下切除和肿瘤核出术等完全切除病变，并进行组织病理学评估（**图 1d、e**）。

参考文献

[1] 武田純，藤井茂彦，冨田茂樹，他．良性リンパ濾胞性ポリープ（benign lymphoid polyp）—良性リンパ濾胞性ポリポーシス．早期大腸癌　6:417-419, 2002

[2] 山際裕史，寺田紀彦．直腸の良性リンパ濾胞性ポリープの1例．治療　77:1495-1498, 1995

[3] 追矢秀人，大川清孝，大平美月，他．内視鏡的にMALTリンパ腫との鑑別に苦慮した多発直腸良性リンパ濾胞性ポリープの1例．消内視鏡　15:1271-1276, 2003

[4] 田端晃博，清水泰夫，畑山充，他．内視鏡的粘膜切除術を施行した直腸良性リンパ濾胞性ポリープの1例．Gastroenterol Endosc　42:2123-2128, 2000

肿瘤性疾病

直肠平滑肌瘤

——需要与类癌相鉴别的小病变

小林 广幸[1]　远藤 伸悟　藤见 宽子
清森 亮祐　大石 笃美　原 裕一
恒吉 正澄[2]

[1] 福岡山王病院消化器内科
〒814-0001 福岡市早良区百道浜3丁目6-45
[2] 同　病理診断科

关键词　平滑肌瘤　鉴别诊断　直肠类癌　超声内镜

疾病的概念

消化道的平滑肌瘤是肌源性良性肿瘤。以前，人们一直认为从消化道肌层发生的大部分肿瘤都是平滑肌瘤，但是随着电子显微镜被引入到病理诊断后，明确了许多发生于肌层的肿瘤不具有作为平滑肌细胞的特征表现。在此之后，因为胃肠道间质瘤（gastrointestinal stromal tumor，GIST）这一概念和c-KIT染色诊断的确立，明确了以往的平滑肌瘤大多是GIST。现在认为，真正的平滑肌瘤占广义上的胃肠道间叶源性肿瘤（gastrointestinal mesenchymal tumor，GIMT）的10%～15%。在消化道中，平滑肌瘤多发生于食管；在大肠很少见，发生部位多在直肠～乙状结肠。

形态特征

根据平滑肌瘤的发生部位，有发生于固有肌层的病变和发生于黏膜肌层的病变（**图1a、b**）。无论是发生于哪里的病变均呈有弹性且较硬的黏膜下肿瘤（submucosal tumor，SMT）样形态，但是发生于固有肌层的病变是缺乏活动性的大型无蒂病变，多为管外型发育。另一方面，发生于黏膜肌层的病变体积较小；在发生于结肠的病变中，有不少呈现亚蒂或有蒂息肉状的形态。此外，发生于直肠下段、源于黏膜肌层的半球状的小型平滑肌瘤（**图1**）与类癌（**图2**）的鉴别是一个问题（后述）。

组织病理学检查结果显示，细长伸展的梭形细胞具有强的嗜酸性、细纤维状胞体，有时也会观察到有钙化。在免疫染色中，对结蛋白（desmin）和α-SMA呈弥漫性染色，c-KIT、CD34、S-100则完全为阴性（**图1d、e**）。

鉴别诊断的要点

发生于直肠下段的源于黏膜肌层的小型平滑肌瘤和类癌均呈平滑的半球状SMT样隆起，因为小型类癌的黄色也较浅，所以通常很难通过常规内镜观察进行鉴别诊断（**图1a，图2a**）。此外，即使在窄带成像（narrow band imaging，NBI）观察下，因为两者都缺乏如血管扩张等的异常表现，很难作为鉴别的参考（**图1b，图2b**）。

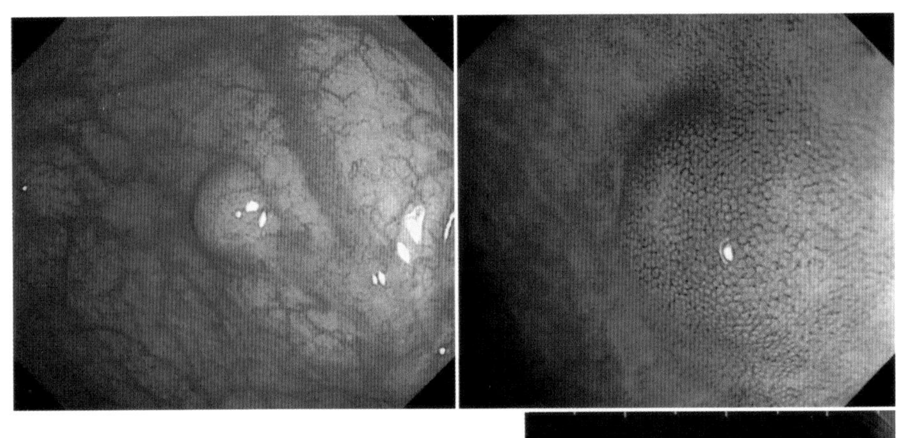

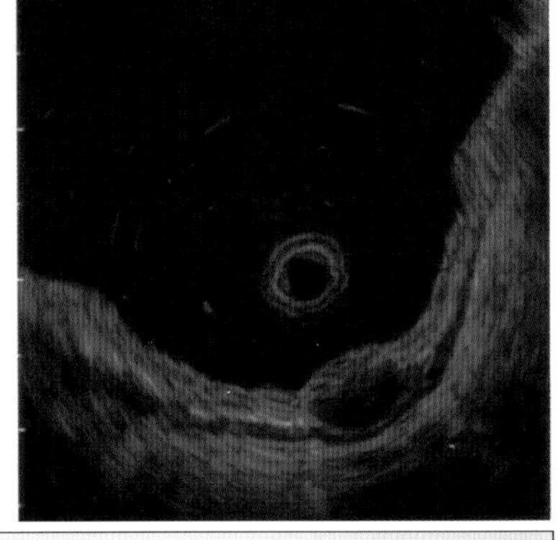

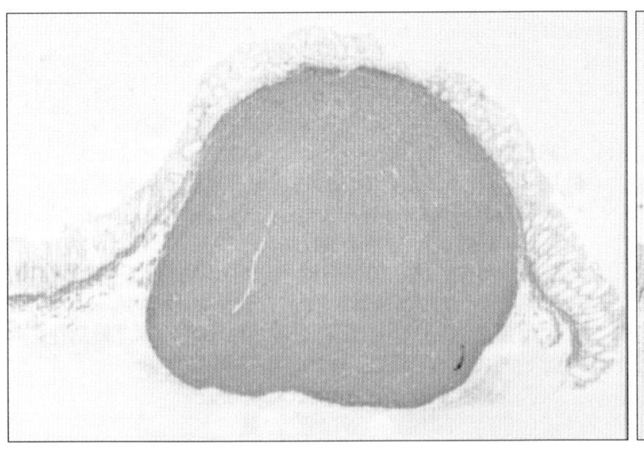

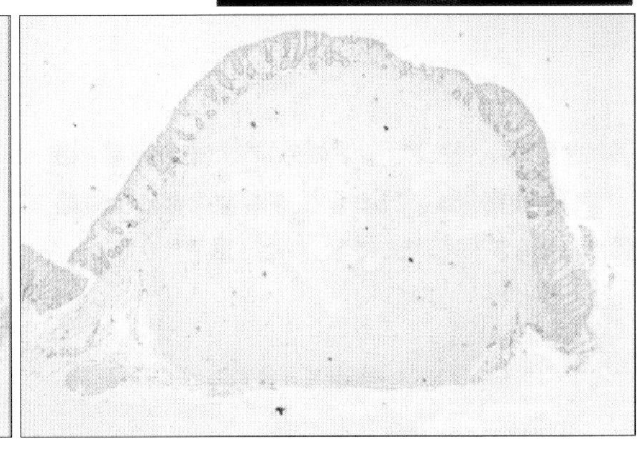

a	b
	c
d	e

图1 发生于黏膜肌层的直肠平滑肌瘤

a 常规内镜像。存在于直肠下段的半球状、平滑的小 SMT 样隆起，表面呈与周围黏膜同样的颜色。

b NBI 内镜像。仅观察到轻度被拉伸的正常的上皮化毛细血管的蜂窝状结构，不能指出异常血管。

c EUS 像。扫查出第 2～3 层的均一的低回声肿瘤，见有与第 2 层之间的连续性。

d 在切除标本的免疫染色像（α–SMA 染色）中，病变部与黏膜肌层连续，呈弥漫性染色。α–SMA 为阳性。

e 在 c–KIT 染色中，完全没有被染色。c-KIT 为阴性。

在超声内镜（endoscopic ultrasonography，EUS）检查中，平滑肌瘤作为第 2～3 层的均一的低回声肿瘤被扫查出，在典型病例中可以观察到与第 2 层之间的连续性（**图 1c**）。另一方面，虽然类癌也主要位于第 2～3 层，但因为在典型病例呈均一的较低回声（**图 2c**），因此 EUS 可帮助诊断。但是，即使是类癌有时也会呈均一的低回声，在小型病变中也能观察到与第 2 层之间的连

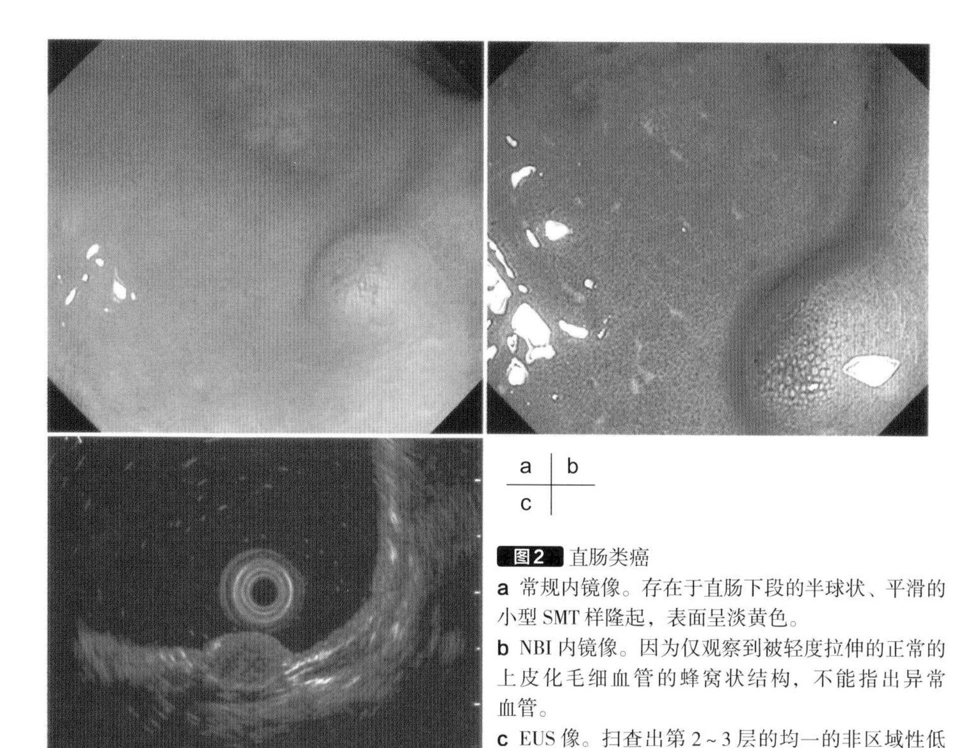

图2 直肠类癌

a 常规内镜像。存在于直肠下段的半球状、平滑的小型 SMT 样隆起，表面呈淡黄色。

b NBI 内镜像。因为仅观察到被轻度拉伸的正常的上皮化毛细血管的蜂窝状结构，不能指出异常血管。

c EUS 像。扫查出第 2～3 层的均一的非区域性低回声肿瘤，还发现了与第 2 层之间的连续性。

续性，所以通常不得不依靠组织病理学诊断进行最终的鉴别。

参考文献

[1] Hirota S, Isozaki K, Moriyama Y, et al. Gain-of-function mutation of c-kit in human gastrointestinal stromal tumors. Science 23:577-580, 1998

[2] 加藤洋. 消化管粘膜下腫瘍の頻度と病理. 消内視鏡 28:177-194, 2016

[3] 樫田博史, 橋本有人, 沼本勲男, 他. 大腸粘膜下腫瘍(類似病変を含む)の診断と治療. 消内視鏡 28:283-295, 2016

[4] 松本主之, 中村昌太郎, 中村滋郎, 他. 消化管粘膜下腫瘍の内視鏡診断：通常内視鏡所見からみた鑑別診断—下部消化管. 胃と腸 39:457-466, 2004

[5] 岩田章裕, 塚田勝比古, 武内俊彦, 他. 内視鏡的ポリペクトミーにて摘出し得た大腸平滑筋腫の2例. 総合臨 50:394-397, 2001

[6] Hirasaki S, Suwaki K, Tada S, et al. Pedunculated leiomyomatous polyp (pedunculated leiomyoma) of the transverse colon. Intern Med 49:2519-2520, 2010

[7] 長谷川匡, 田代敬, 関根茂樹, 他. 消化管粘膜下腫瘍の病理, 組織分類(GISTの概念を含めて). 胃と腸 39:396-404, 2004

[8] 北川智之, 藤沼澄夫, 掛村忠義, 他. 留置スネア補助化に内視鏡的に完全摘除し得た直腸平滑筋腫の1例. Prog Dig Endosc 77:136-137, 2010

[9] 菅沼孝紀, 千野品子, 谷口智香, 他. 結腸粘膜下腫瘍にESDによる摘除生検を行った3例. Prog Dig Endosc 83:150-151, 2013

[10] 野村美樹子, 松永厚生, 内海潔, 他. 超音波内視鏡が診断に有用であった粘膜筋板由来の大腸平滑筋腫の1例. 消内視鏡 9:1293-1296, 2000

[11] 清水誠治, 三宅清花, 川浦由起子, 他. 下部消化管非上皮性腫瘍のEUS診断—そのほかの粘膜下腫瘍も含めて. 胃と腸 47:515-525, 2012

肿瘤性疾病

肛门腺囊肿

小林 广幸[1]　平田 敬治[2]　远藤 伸悟[1]
藤见 宽子　清森 亮祐　大石 笃美
原 裕一　恒吉 正澄[3]

[1]福岡山王病院消化器内科
〒814-0001 福岡市早良区百道浜3丁目6-45
[2]産業医科大学第一外科
[3]福岡山王病院病理診断科

关键词　**肛门腺囊肿　鉴别诊断　直肠类癌**

疾病的概念

肛门腺囊肿是发生于肛门部的囊肿性疾病，在肛门部手术中遇到的概率为0.06%，在肛门科专业门诊遇到的概率为0.02%，是很罕见的疾病。在发生于肛门部的囊肿性疾病中，在潴留有黏液的囊肿腔中可以观察到肛门腺组织的病变被认为是源于肛门腺的病变，是肛门腺囊肿(anal grand cyst, AGC)。AGC是发育极其缓慢的柔软、无痛的潴留性囊肿，多为单发 / 单囊性的病变。

形态特征

AGC的大小多为长1～3 cm，好发部位为肛管的前壁侧（12点方向）。在解剖学上，由于病变的主体位于肛门腺开口附近的肛门扁平上皮的区域，所以在内镜检查中，作为存在于齿状线附近的黏膜下肿瘤（submucosal tumor, SMT）(**图1a**）被观察到，有时病变也呈黄色(**图1b**)。在超声内镜（endoscopic ultrasonography, EUS）检查中，作为均一的低回声肿瘤被扫查出。

一般认为AGC是由于肛门腺堵塞而引起的囊肿。在切除标本中，是黄色的有紧胀感的病变(**图1c**)，其中的内容物由黏稠性或浆液性的液体组成，内腔被单层柱状上皮（肛门腺）所覆盖(**图1d、e**)。

鉴别诊断的要点

从大小、形态、颜色来看，有时需要与发生于直肠的类癌、脂肪瘤、平滑肌瘤等进行鉴别。因为类癌发生于靠近齿状线口侧的直肠黏膜，所以通过常规内镜检查也可以鉴别（**图2**)，但如果也包括与其他疾病的鉴别在内的话，则EUS可用于鉴别诊断。

参考文献

[1] 小澤広太郎, 金井忠男, 栗原浩幸, 他. 肛門部囊胞6例の臨床病理学的検討. 日本大腸肛門病会誌　59:124-129, 2006
[2] 菊田信一, 須田和義, 長昌秀年. Anal gland cyst (AGC). 日本臨床(別冊)：消化管症候群(第2版)下, pp 802-804, 2009
[3] Kulaylat MN, Doeer RJ, Neuwirth M, et al. Anal Duct/Gland Cyst-Report of a Case and Review of the Literature. Dis Colon Rectum　41:103-110, 1998
[4] 斎藤彰一, 池上雅博, 田尻久雄. 肛門腺囊胞. 斉藤裕輔, 田中信治, 渡邉聡明(編). 大腸疾患診断のStrategy. 日本メディカルセンター, p 76, 2010
[5] 小林広幸, 蔵原晃一, 渕上忠彦, 他. まれな大腸良性腫瘍・腫瘍様病変のX線・内視鏡診断. 胃と腸　52:761-775, 2017

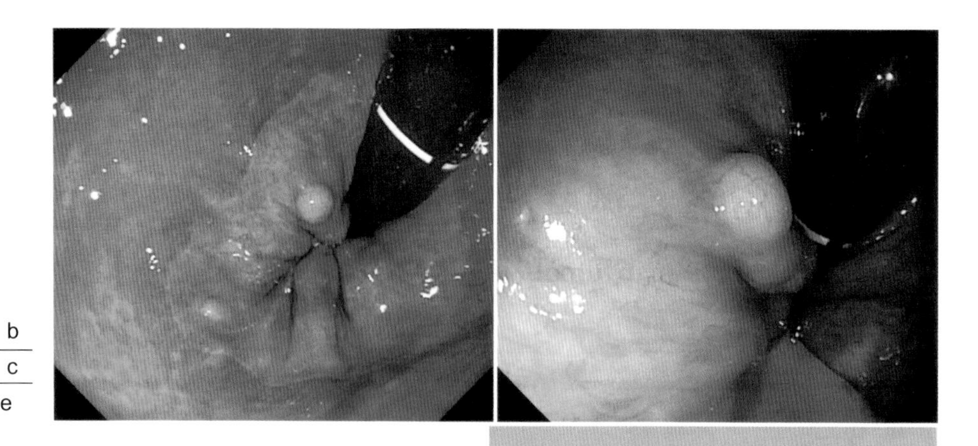

图1 肛门腺囊肿
a 直肠反转观察像。病变存在于齿状线附近的褪色的扁平上皮区域。
b 近距离观察像。为呈淡黄色的小型SMT。
c AGC 切除标本的肉眼表现。为黄色的长径 4 mm 的半球状、平滑的小隆起病变。
d 在切除标本的剖面放大像中，内容物为浆液性液体，内腔被上皮所覆盖。
e 组织病理学表现。病变的表层由扁平上皮构成，内腔被单层柱状上皮（肛门腺）所覆盖。

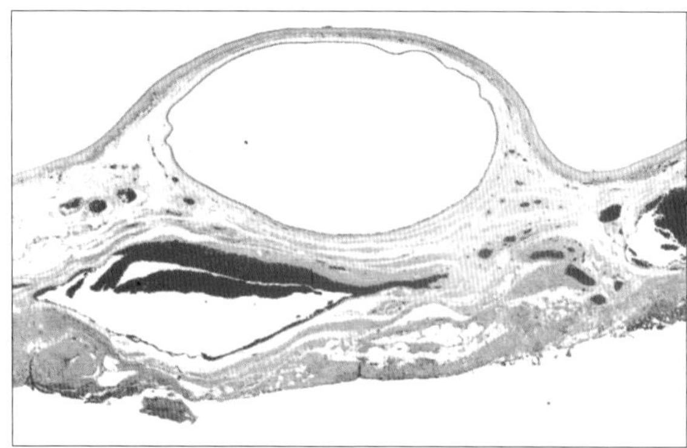

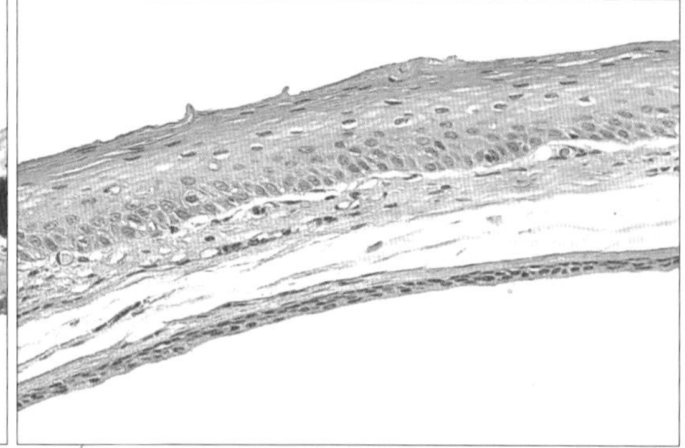

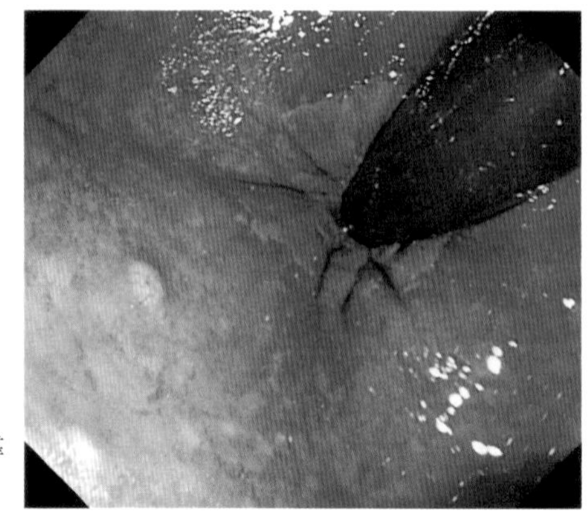

图2 直肠类癌的常规内镜像。在直肠的反转观察像中，病变存在于靠近齿状线口侧的直肠黏膜

肿瘤性疾病

胃肠道间质瘤(GIST)

板场 壮一[1] 西嶋 健一 安部 周壹
田中 俊行 槙原 康亮[2] 伊原 荣吉[3]

[1] 九州劳災病院消化器内科
〒800-0296 北九州市小倉南区曽根北町 1-1
E-mail : ita322@yahoo.co.jp
[2] 同 病理診断科
[3] 九州大学大学院病態制御内科学

关键词 直肠 胃肠道间质瘤 黏膜下肿瘤 间叶源性肿瘤

疾病的概念

发生于消化道的主要由梭形细胞构成的间叶源性肿瘤——胃肠道间叶源性肿瘤（gastrointestinal mesenchymal tumor, GIMT）大致被分为平滑肌性肿瘤、神经性肿瘤以及胃肠道间质瘤(gastrointestinal stromal tumor, GIST)。一般认为，GIST 起源于胃肠道起搏细胞 Cajal 间质细胞(interstitial cells of Cajal, ICC)。为了确诊 GIST，有必要进行包括免疫组化染色在内的组织病理学评估。据报道，在免疫组化染色中，GIST 的 c-KIT 阳性率为 80% ~ 95%，食管、大肠 GIST 的 CD34 阳性率为 95%。最近也有报道称，采用 DOG1（发现于 GIST）的免疫染色对 GIST 的诊断有用，其灵敏度、特异性均超过了 c-KIT 免疫染色。

据日本以外的报道称，消化道 GIST 的发生部位，胃为 60% ~ 70%，小肠为 25% ~ 35%，结肠以及直肠（绝大部分为直肠）为 5% 左右，直肠 GIST 即便在消化道 GIST 中也很罕见。即使在最近日本的报道中，直肠 GIST 占全消化道 GIST 的比例也仅为 3.6%，与日本以外所报道的发生概率为同等程度。

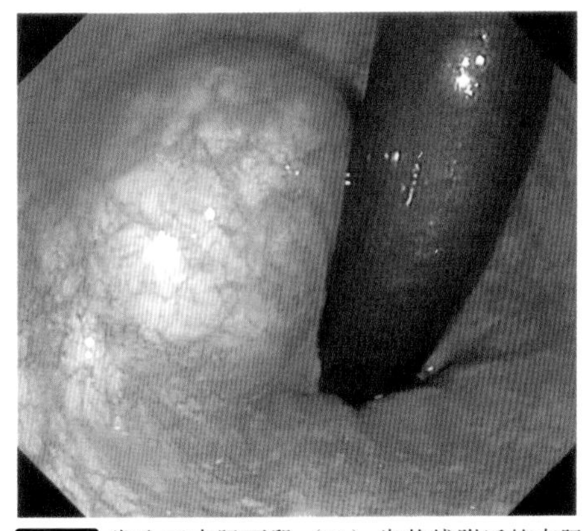

图1 发生于直肠下段（Rb）齿状线附近的直肠 GIST 的内镜像（直肠内反转观察）。表面平滑且未伴有糜烂和溃疡

形态特征

作为发生部位，直肠 GIST 好发于齿状线附近的直肠下段（Rb）。据报道，直肠 GIST 的大小，在日本 24 例的研究中，肿瘤的平均长径为 4.5 cm，多为 2 ~ 5 cm 的病变。在形态上，虽然多为半球状、表面光滑、不伴有溃疡的黏膜下

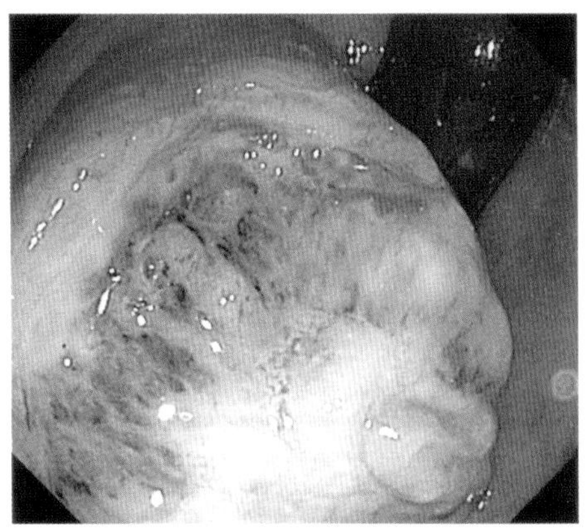

图2 发生于直肠下段（Rb）齿状线附近且伴有大溃疡的直肠 GIST 的内镜像（直肠内反转观察）。需要与恶性淋巴瘤、无色素性恶性黑色素瘤（amelanotic melanoma）、SMT 样癌等相鉴别

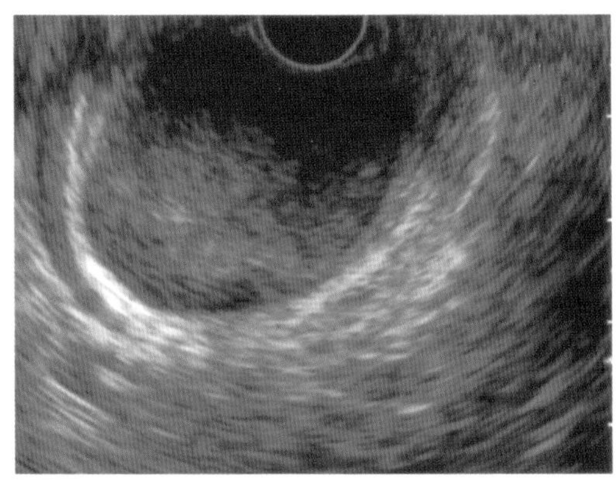

图3 直肠 GIST 的 EUS 像。与直肠壁第 4 层相连续的均一的低回声肿瘤（通过用 EUS 专用机器 GF-UE260 进行的观察）

肿瘤（submucosal tumor，SMT）（**图1**），但有时也在肿瘤的顶部形成溃疡（**图2**）。一般认为，对于溃疡形成，除了因为病理学方面的肿瘤坏死这一因素之外，还有粪便刺激等外部因素的影响。对多发生于齿状线附近、在表面黏膜难以发生变化的 GIST 的内镜观察时，由于在常规的正向观察下病变为切线方向，难以捕捉到病变的细节，有必要进行在直肠内的反转观察；由于是硬的肿瘤，气垫征（cushion sign）为阴性。在超声内镜（endoscopic ultrasonography，EUS）检查中，病变作为与直肠壁的第 4 层相连续的低回声肿瘤被扫查出（**图3**）。在解剖学上，肛门附近比起其他大肠部位更为复杂，如果可能的话，最好使用专用器械进行观察，而不是微型探头（miniature probe）。

鉴别诊断的要点

作为鉴别，列举出直肠肛门的 SMT。在顶部没有溃疡的情况下，虽然列举出与平滑肌瘤和神经鞘瘤等其他 GIMT 和神经内分泌肿瘤（neuroendocrine tumor，NET）的鉴别，但是从图像上难以确诊。为了确诊，必须进行组织病理学检查。在不伴有溃疡的情况下，通过常规的钳取活检采取到肿瘤组织的可能性较低，而这种情况下超声内镜引导下细针穿刺活检术（EUS-guided fine needle aspiration，EUS-FNA）对诊断是有用的。在伴有溃疡的情况下，除了其他的 GIMT 和神经内分泌肿瘤（NET）以外，列举出与恶性淋巴瘤、无色素性恶性黑色素瘤（amelanotic melanoma）、SMT 癌等的鉴别。笔者认为，在伴有溃疡的病变的情况下，首先进行常规的钳取活检，诊断不出来的情况下以进行 EUS-FNA 为宜。

参考文献

[1] Hirota S, Isozaki K, Moriyama Y, et al. Gain-of-function mutations of c-kit in human gastrointestinal stromal tumors. Science 279:577-580, 1998
[2] 菅井有, 上杉憲幸, 山田範幸, 他. Gastrointestinal Stromal Tumor (GIST) の臨床病理と最近の進歩. 癌と化療 38:715-721, 2011
[3] Miettinen M, Majidi M, Lasota J. Pathology and diagnostic criteria of gastrointestinal stromal tumors (GISTs): a review. Eur J Cancer 38 (Suppl 5): S39-51, 2002
[4] Yasui M, Tsujinaka T, Mori M, et al. Characteristics and prognosis of rectal gastrointestinal stromal tumors: an analysis of registry data. Surg Today 47:1188-1194, 2017
[5] 嚢田洋介, 板場壮一, 加来豊馬, 他. 直腸および十二指腸の同時性重複GISTの1例. 日消誌 112:1991-1997, 2015

非肿瘤性疾病

炎性泄殖腔源性息肉

桧泽 一兴[1]　藤田 恒平　饭田 真大
鹫尾 惠万　坂本 圭　增原 裕之
藤原 美奈子[2]　江崎 幹宏[3]

[1]公立学校共済組合九州中央病院消化器内科
〒815-8588 福岡市南区塩原3丁目23-1
E-mail : hiza@kyushu-ctr-hsp.com
[2]九州大学大学院医学研究院形態機能病理学
[3]同　病態機能内科学

关键词　炎性泄殖腔源性息肉（ICP）　肛管息肉　黏膜脱垂综合征　痔疮

疾病的概念

炎性泄殖腔源性息肉（inflammatory cloacogenic polyp, ICP）是发生于肛管移行带上皮的非肿瘤性息肉，于1981年由Lobert和Appelman首次报道。组织病理学表现上，其特征为从黏膜肌层进展到黏膜固有层的肌纤维组织的增生以及伴有炎性细胞浸润和淤血、水肿的黏膜增生。本病的诊断依据为见有显示从移行带上皮发生的复层扁平上皮和移行上皮（**图1**）。

形态特征

1. 病况

据报道，约半数ICP病例合并有直肠肛门脱垂，推测其与黏膜脱垂综合征（mucosal prolapsed syndrome, MPS）具有类似的病因。因多为伴有痔疮的病例，所以推测在痔周围的移行带上皮和裂孔的修复过程中形成的过多的再生上皮成为黏膜脱垂的硬核，在极为局限的范围内形成息肉状隆起。

2. 症状

ICP患者多合并痔疮，主诉有便血、肛门疼痛症状。也有以排便障碍为背景，自己察觉到肛门不适感和脱出的肛门息肉的病例。该病也被指出为年轻患者便血的原因，与高龄患者共同形成双峰状分布。笔者所经治的7例ICP患者的年龄为25～93岁（平均73岁），无性别差异（男性3例），5例见有痔疮。症状按病例多少的顺序为：便血4例，排便障碍4例，息肉脱出2例，肛门疼痛1例。

3. 诊断

ICP为局限于肛门正上方的隆起性病变，有多发生于前壁的趋势（**图2**）。内镜表现的特征为：与伴有扁平上皮的肛门齿状线相邻；有白色黏液和渗出液附着的、发红、平滑、多囊状的广基性隆起（**图3**）。由于正向观察时为切线图像，所以需要通过反转观察把握病变整体的表现。有时也存在由于机械性影响而不规则排列的增生腺管呈现从乳头状结构到绒毛状结构的情况，而通过近距图像鉴别为肿瘤腺管结构十分重要。

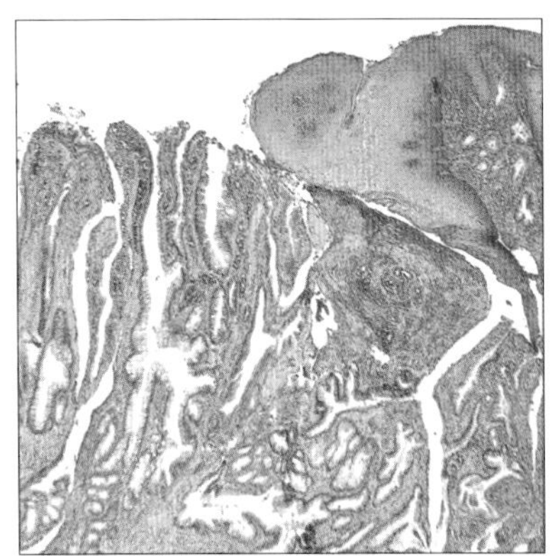

图1 组织病理像（20多岁，男性）。虽然与隆起型MPS类似，但起始部被显示移行带的扁平上皮所覆盖

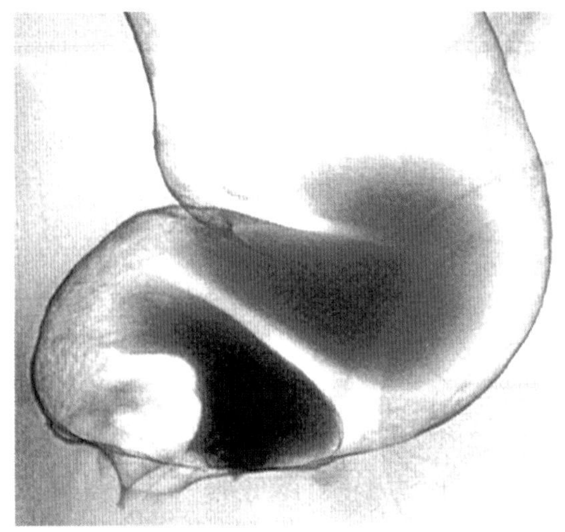

图2 灌肠X线造影像（80多岁，男性）。为肛门正上方的隆起性病变，多在前壁

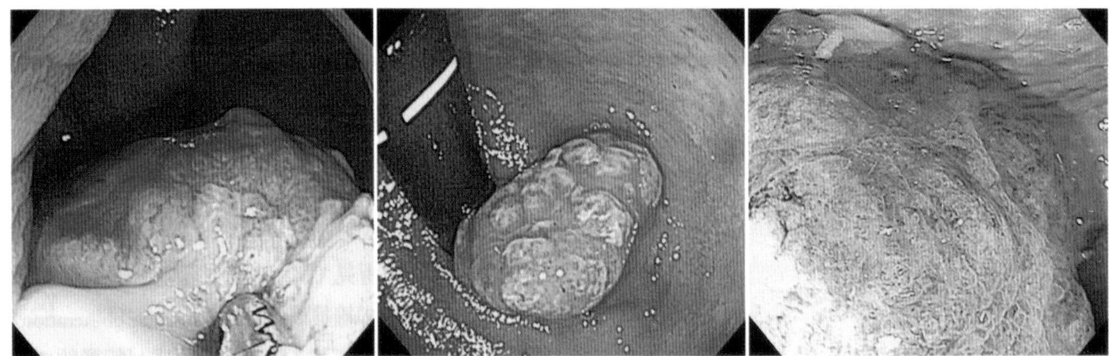

a | b | c

图3 内镜像（80多岁，女性）。由于与齿状线相邻（a），需要进行反转观察（b）。为混杂有白色和发红的广基性息肉，有时因为机械性刺激而导致腺管结构不规则（c）

鉴别诊断的要点

ICP虽然多与痔疮相连，但仍能够明确地区分其与由于痔内出血和器质化而形成的白色的纤维血管性息肉（fibrovascular polyp）。组织病理学表现上，虽然其与MPS之间的鉴别较为困难，但是相对于MPS把“憋足气使劲”作为习惯的心理因素先起作用，在直肠下段呈现多发隆起和溃疡形成等广泛而多种多样的形态表现，在ICP患者中痔疮先发且仅局限于移行带这一点是不同的。笔者所经治的7例ICP都是单发性、邻近齿状线的小于3 cm的广基性~亚蒂性隆起，其中6例伴有黏液和渗出液，有5例白色与发红混杂在一起。

在严重影响排便的情况下，应考虑局部切除。虽然有时也需要与恶性肿瘤进行鉴别，但为了避免误诊为浸润癌而进行过度手术，对本病的认识是很重要的。

参考文献

[1] Lobert PF, Appelman HD. Inflammatory cloacogenic polyp：a unique inflammatory lesion of the anal transitional zone. Am J Surg Pathol 5:761-766, 1981

[2] Levey JM, Banner B, Darrah J, et al. Inflammatory cloacogenic polyp：three cases and literature review. Am J Gastroenterol 89:438-441, 1994

[3] Mathialagan R, Turner MJ, Gorard DA. Inflammatory cloacogenic polyp mimicking anorectal malignancy. Eur J Gastroenterol Hepatol 12:247-250, 2000

[4] 檜沢一興, 今村公一, 平橋美奈子, 他. Inflammatory cloacogenic polypの2例. Gastroenterol Endosc 47:1538-1542, 2005

[5] Hizawa K, Iida M, Suekane H, et al. Mucosal prolapse syndrome：diagnosis with endoscopic US. Radiology 191:527-530, 1994

非肿瘤性疾病

黏膜脱垂综合征

八坂 达尚[1] 久部 高司 石原 裕士
山崎 一朋 寺泽 正明 山冈 梨乃
植木 敏晴 平井 郁仁[2] 松井 敏幸[3]
八尾 建史[4] 原冈 诚司[5] 岩下 明德

[1] 福岡大学筑紫病院消化器内科
〒818-0067 筑紫野市俗明院1丁目1-1
E-mail : tatsuhisa1023@yahoo.co.jp
[2] 同 炎症性腸疾患センター
[3] 同 臨床医学研究センター
[4] 同 内視鏡部
[5] 同 病理部

关键词 **黏膜脱垂综合征 深部囊性结肠炎（CCP） 直肠**

疾病的概念

直肠的黏膜脱垂综合征（mucosal prolapse syndrome, MPS）是因为以往被称为直肠孤立性溃疡综合征、炎性泄殖腔源性息肉（inflammatory cloacogenic polyp）、局限性深部囊性结肠炎（colitis cystica profunda of the rectum, CCP）、错构瘤性内翻性息肉（hamartomatous inverted polyp）等疾病在临床病理学上具有共同的特征，而由duBoulay等于1983年所提出的包括这些疾病在内的疾病概念。

MPS的临床症状有血便、排便不尽感和里急后重，绝大部分病例排便时间长，患者有排便时憋住气使劲的习惯。相对较多地发生于年轻人，常发生于直肠下段到直肠中段，尤其好发于直肠前壁侧。一般认为，直肠的MPS起因于直肠肛门的功能异常；其病状是当在排便时本应松弛的耻骨直肠肌强烈收缩的状态长时间持续时，直肠前壁的黏膜脱出到下方，因慢性的机械性刺激和肛门括约肌绞扼而引起缺血性变化的病变。在组织病理学表现上，以黏膜表层的毛细血管的增生 / 扩张和黏膜的纤维肌病（fibromuscular obliteration）以及由幼稚上皮构成的腺管的增生为特征。原则上应以保守治疗为主，其中改善排便习惯是最有效的，如有必要可以采用饮食疗法和缓泻药等药物疗法进行对症治疗。虽然应避免过大的手术，但也有报道称外科治疗有效。

形态特征

MPS的肉眼形态一般被分为平坦型、隆起型和溃疡型，作为一个亚型还有深部囊性结肠炎。有时可以观察到MPS有多发趋势和复合趋势。平坦型被认为是初期病变，大多发生于直肠末端。平坦型病变表面呈红色的水肿样黏膜，有时伴随在隆起型和溃疡型MPS的周围。隆起型MPS虽然也比较多，但好发于紧靠齿状线的口侧的直肠下段，为从广基性到亚蒂性的边界不清的蠋型幼虫状隆起，隆起的形态大小不一。表面性状为发红明显，伴有白苔和糜烂（**图1**）。一般的MPS的隆起型呈黏膜肥厚表现，而呈黏膜

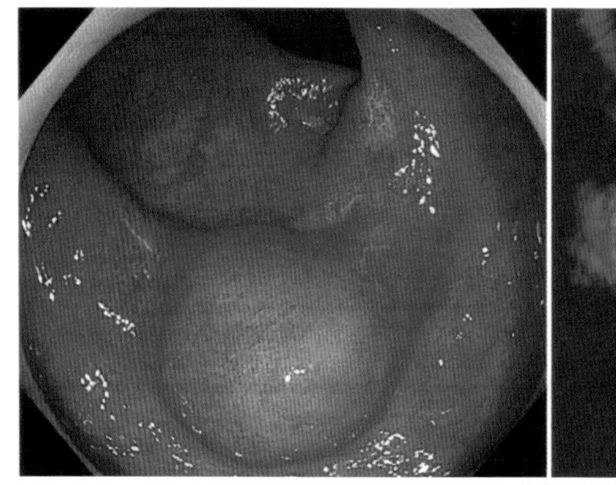
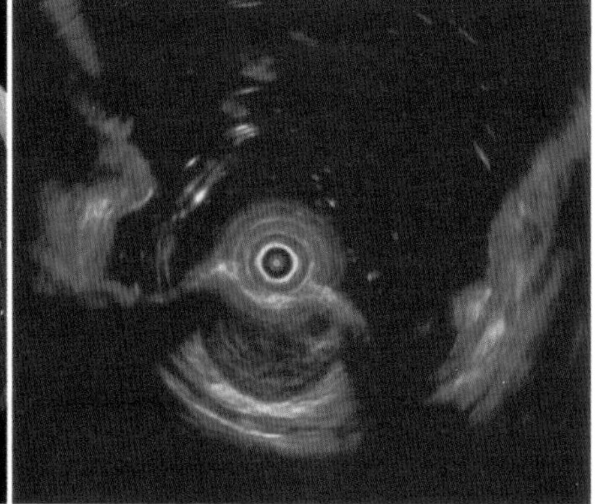
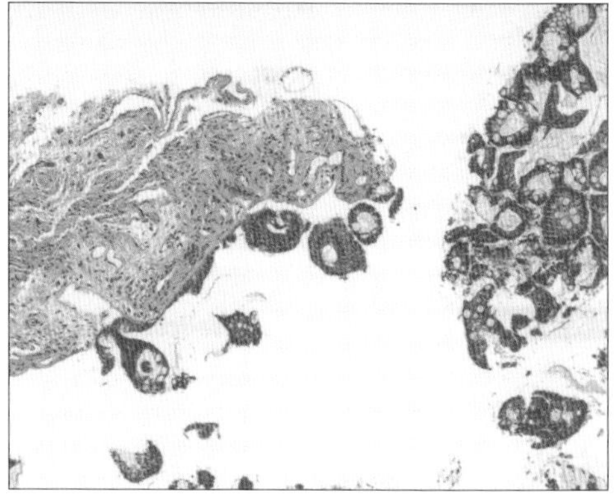

图1 黏膜脱垂综合征。30 多岁，男性

a 内镜像。在直肠下段（Rb）可观察到大小为 15 mm、发红的隆起性病变，呈表面平滑的 SMT 形态。在口侧有连续的低矮的平坦隆起，可以观察到混杂存在的糜烂和溃疡瘢痕。

b EUS 像（20 MHz）。扫查出以第 2 层到第 3 层为主体的球形、比较均一的低回声图像，在其内部可观察到一部分高回声图像；第 3 层肥厚。

c 组织病理像。可观察到黏膜毛细血管增生 / 扩张和黏膜的纤维肌病以及由幼稚上皮构成的腺管的增生。

下肿瘤（submucosal tumor, SMT）形态的隆起型是指 CCP 的隆起型。溃疡型 MPS 与好发于直肠下段的平坦型和隆起型 MPS 不同，多发生于远离齿状线的直肠中段，多数为单发，边界比较清晰，溃疡自身比较浅，溃疡底部平坦。

鉴别诊断的要点

根据平坦型 MPS 具有从肛管不连续的血管透见不良征和粗糙黏膜等炎症表现这一点，很容易与溃疡型结肠炎相鉴别。隆起型 MPS 与包括大肠癌在内的上皮性肿瘤之间的鉴别非常重要，为了详细观察黏膜面以及其伸展性，需要充分地送气。此外，由于 CCP 有时与伴有黏液产生的恶性肿瘤之间的鉴别很困难，一般认为超声内镜引导下细针穿刺活检术（endoscopic ultrasound-guided fine needle aspiration, EUS-FNA）和深挖活检（boring biopsy）对诊断有用。溃疡型 MPS 有时也多发溃疡，在呈现多种多样表现的情况下，由于需要排除是伴有溃疡的大肠癌和克罗恩病 / 溃疡型结肠炎之类的炎症性肠病、阿米巴性痢疾、放射性直肠炎、出血性直肠溃疡等疾病，故积极进行活检很重要。

参考文献

[1] duBoulay CE, Fairbrother J, Isaacson PG. Mucosal prolapse syndrome—a unifying concept for solitary and related disorders. J Clin Pathol 36:1264-1268, 1983
[2] Rutter KRP, Riddell RH. The solitary ulcer syndrome of the rectum. Clin Gastroenterol 4:505-530, 1975
[3] 斎藤裕輔. cap polyposisと直腸粘膜脱症候群(MPS). 胃と腸 37:627-630, 2002
[4] 岩下明德, 原岡誠司, 八尾隆史. cap polyposisと粘膜脱症候群はどう違うのか—病理の立場から. 胃と腸 37:651-660, 2002
[5] 東光邦, 隅越幸男, 岩垂純一, 他. Mucosal prolapse syndromeの病態と治療. 胃と腸 25:1295-1300, 1990
[6] 大川清隆, 中村志郎, 奥野匡宥. 直腸粘膜脱症候群, 急性出血性直腸潰瘍. 胃と腸 32:497-503, 1997
[7] 河井裕介, 石川茂直, 稲葉知己, 他. 深在性囊胞性大腸炎の1例. Gastroenterol Endosc 59:48-55, 2017

肿瘤性疾病

局限于直肠的帽状息肉（息肉病）

佐佐木 悠[1]　阿部 靖彦[2]　矢尾板 孝夫
八木 周[1]　作田 和裕　水本 尚子
东海林 正邦　小野里 祐介　西濑 祥一
上野 义之

[1] 山形大学医学部内科学第二（消化器内科学）講座
〒990-9585山形市飯田西2丁目2-2
E-mail : y-sasaki@med.id.yamagata-u.ac.jp
[2] 山形大学医学部附属病院光学医療診療部

关键词　息肉病　幽门螺杆菌　除菌疗法　血便　低蛋白血症

疾病的概念

局限于直肠的息肉病是由 Williams 于 1985 年首次报道的罕见的大肠的慢性炎性疾病，是主要见于直肠到乙状结肠的顶部有白苔的隆起性病变，产生腹泻、血便、腹痛症状，有时呈现由于蛋白质漏出而引起的从低蛋白血症到水肿和腹水的症状。

该病的发病年龄层广泛，在女性中多发，男女比例约为 1:3。虽然有报道称，改善憋足气使劲排便的习惯和使用甲硝唑、非甾体类药物、英夫利昔单抗（infliximab）、幽门螺杆菌（*Helicobacter pylori*）除菌疗法及手术等有效，但尚无确立的治疗方法。

该病的病因现在尚不明确，但根据以往的伴于大肠运动功能异常的机械性刺激学说，有报道称，幽门螺杆菌感染和对其的免疫应答是重要的。但是，也有报道称，在幽门螺杆菌感染持续的状态下有病情好转的病例和幽门螺杆菌阴性的病例，也有不能完全显示与幽门螺杆菌感染之间的相关性的病例。

推测本病的发病与多种因素引起的复杂的病状有关。

形态特征

在本病的典型病例中，从直肠到乙状结肠，以半月襞的顶部为中心可观察到多发的广基性隆起性病变（**图 1**），在隆起的顶部可见附着有帽状的白苔。有时也为地图状或平坦状、斑状的红色。病变之间的黏膜是正常的。据报道，也有在降结肠之上和胃呈同样表现的病例。

在组织病理学上，隆起被炎性肉芽组织所覆盖（**图 2**），见有黏膜表层的炎性细胞浸润和上皮细胞萎缩；从中层到深层见有隐窝的延长和蛇行，有时可以观察到轻度的纤维肌病。

鉴别诊断的要点

不仅是病状，有时在肉眼表现上息肉病与直肠黏膜脱垂综合征（mucosal prolapse syndrome，MPS）之间的鉴别上也存在问题。MPS 通常偏向于在距齿状线 2 cm 以内的直肠下段前壁，可以

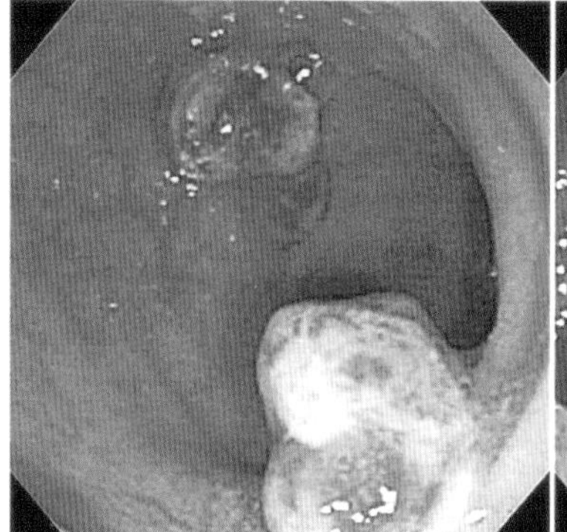
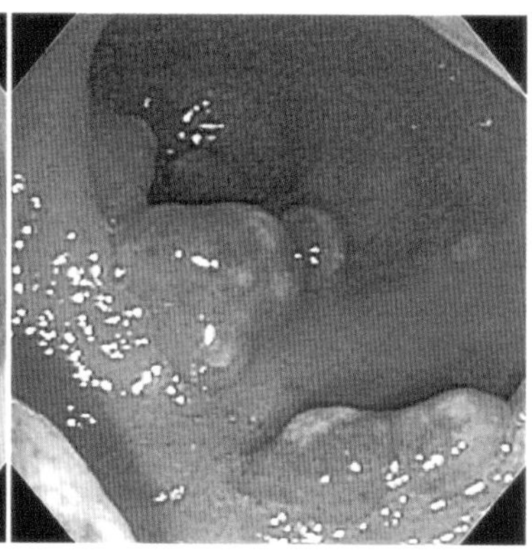

图1 帽状息肉（息肉病）的大肠内镜表现

a 可以观察到在直肠有附着黏液的泛红的广基性隆起性病变，虽然在其基部可看到白斑，但中间的黏膜大致是正常的。

b 沿着半月襞的顶部可以观察到多个环状附着白苔的泛红色的广基性隆起性病变。

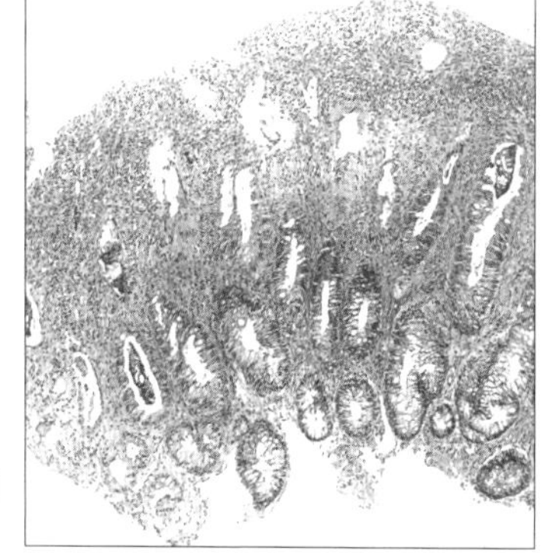

图2 帽状息肉（息肉病）的组织病理学表现

在黏膜表层可观察到炎性肉芽组织，在深部可观察到隐窝略延长，一部分呈蛇行，还见有轻度的纤维肌病。

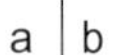
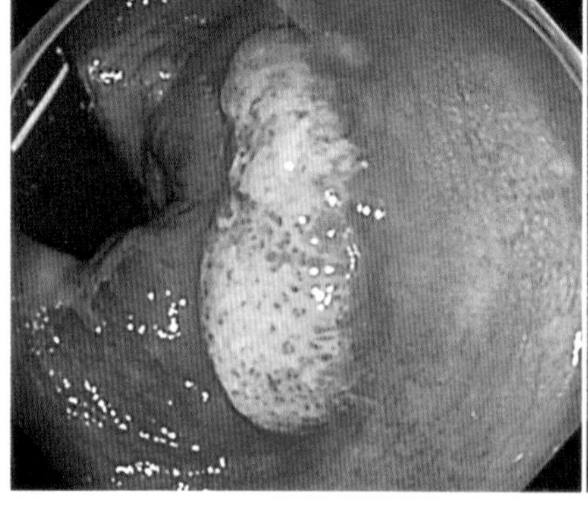
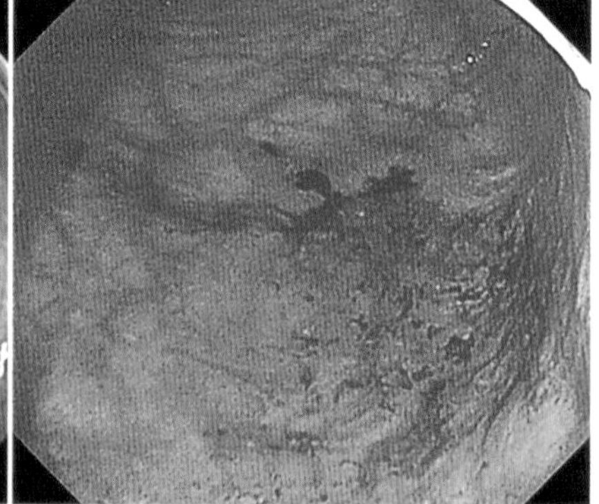

图3 直肠黏膜脱垂综合征（MPS）的大肠内镜表现。一般被分为隆起型（**a**）、平坦型（**b**）、溃疡型（**c**）这3种

a 在直肠下段前壁见有广基性的蠋型幼虫状隆起，在表面可观察到薄薄的白苔。

b 在与齿状线相邻处的前壁可观察到斑状的平坦发红。

观察到明显的纤维肌病（**图3**）。在本病的血液检查中虽然有时伴有低蛋白血症和轻度的贫血，但血沉和C反应蛋白（C-reactive protein，CRP）在绝大多数病例中都在正常范围内，这有助于与其他炎症性肠病相鉴别。

参考文献

[1] Williams GT, Bussey HJR, Morson BC. Inflammatory 'cap' polyps of the large intestine. Br J Surg　72(suppl):S133, 1985

[2] 赤松泰次. Cap polyposisと*Helicobacter pylori*感染症. 日ヘリコバクター会誌　18:80-83, 2017

[3] 渡辺知佳子, 穂苅量太, 三浦総一郎. その他のポリポーシス疾患—クロンカイト・カナダ症候群を中心に. 日消誌　114:431-437, 2017

[4] Sasaki Y, Takeda H, Fujishima S, et al. Nine-year follow-up from onset to spontaneous complete remission of cap polyposis. Intern Med　52:351-354, 2013

[5] 土田研司, 妹尾恭司, 木村吉秀, 他. *Helicobacter pylori*除菌が有効であった横行結腸に限局したCap polyposisの1例.

Gastroenterol Endosc 59:24-32, 2017
[6] Sasaki Y, Abe Y, Ueno Y. A rare cause of protein-losing gastropathy. Gastroenterology 150:1094-1095, 2016
[7] 船越信介, 岩男泰, 今枝博之, 他. 直腸肛門部の炎症性疾患—粘膜脱症候群, cap polyposis. 胃と腸 45:1331-1338, 2010
[8] 赤松泰次, 中村直, 上条寿一, 他. 臨床から見たcap polyposis—報告例20例と自験例5例の検討. 胃と腸 37:641-650, 2002

非肿瘤性疾病

梅毒性直肠炎

池内 和彦[1]　福岛 一彰　藤原 崇[2]
今村 显史[1]

[1]がん·感染症センター都立駒込病院感染症科
〒113-8677 東京都文京区本駒込3丁目18-22
[2]がん·感染症センター都立駒込病院消化器内科

关键词 **梅毒　直肠炎　性传播疾病**

疾病的概念

梅毒是近年在日本报道病例数急剧增加的性传播疾病，是通过性行为从生殖器、口腔黏膜、肛门等部位感染苍白密螺旋体（*Treponema pallidum*）而发病。作为临床表现，大多可以通过阴部的初期硬结、硬性下疳、全身性皮疹等症状为契机被诊断，虽然也有极少因肛交而呈现直肠炎的男同性恋病例的报道。

我们知道，作为梅毒的临床经过，是按一期梅毒（见有感染部位的初期硬结、硬性下疳）、二期梅毒（见有全身的皮肤、黏膜的发疹和脏器梅毒的症状）、潜伏梅毒与晚期梅毒的顺序进展的（**图1**）。作为梅毒引起直肠炎的机制，虽然有作为肛交引起的一期梅毒表现为溃疡的情况和作为二期梅毒的黏膜病变的一部分出现的情况，但有时也同时可观察到一期梅毒和二期梅毒的症状，有许多难以区别的病例。

梅毒性直肠炎的症状有肛门疼痛、黏液血便、里急后重（tenesmus）、腹股沟淋巴结肿大等。根据这些消化道症状与其他原因导致的直肠炎的鉴别虽然困难，但很多同时见有二期梅毒症状，在除直肠炎以外还见有皮疹的病例，笔者认为作为鉴别疾病想起梅毒是很重要的。

作为梅毒性直肠炎的血液学检查结果，虽然梅毒血清学检查（非梅毒螺旋体抗体检查、梅毒螺旋体特异性抗体检查）简便，对梅毒的诊断有用，但在感染初期有假阴性的情况，故对疑似梅毒的病例应考虑在2～3周后进行再次检查。此外，非梅毒螺旋体抗体检查虽然在梅毒治疗后水平降低，但也有许多未降低到正常范围的病例，有时不知是判断为治疗后梅毒好还是判断为活动性梅毒好。除此之外，在生物学上假阳性、抗体水平显著升高的情况下，为假阴性的前界现象等，有时需要注意结果的解释，需结合临床表现和临床经过进行综合性判断。

梅毒性直肠炎的治疗方法与通常的一期梅毒和二期梅毒相同。虽然在其他各国均以苄星青霉素肌肉注射为首选，但在日本尚未被批准的性传播疾病诊疗指南（2016）中推荐的阿莫西林1500 mg/日内服4～8周和水溶性青霉素1800～2400万单位/日肌注10～14天等也是治疗的备选方案。在合并神经梅毒和眼梅毒的情况下，采用静脉注射。

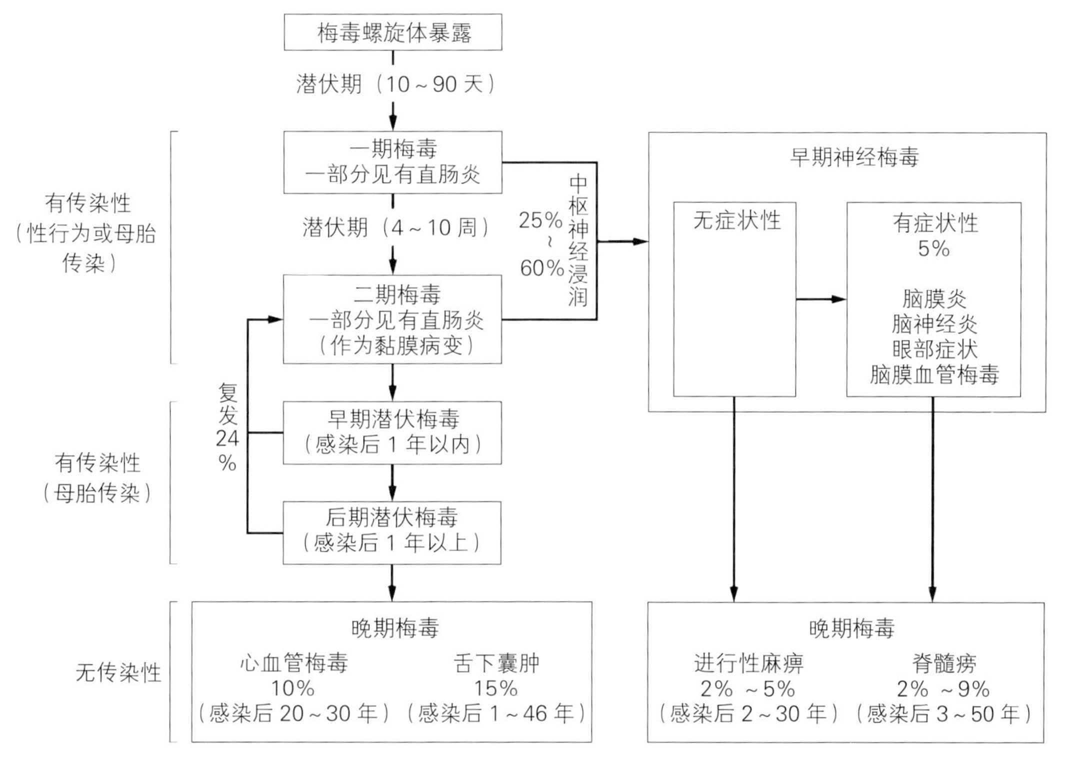

图 1 梅毒的自然经过。中枢神经浸润为 25% ～60%，复发率为 24%，在 HIV 感染者中，可以观察到从梅毒感染早期向神经梅毒进展的病例

〔转载自“Golden MR, et al. Update on syphilis: resurgence of an old problem. JAMA 290: 1510–1514, 2003”，部分有改变〕

形态特征

本院经治的梅毒性直肠炎的下部内镜表现如**图 2** 所示。内镜检查的肉眼表现缺乏特征，在过去的报道中为单发性或多发性的边缘不整齐、伴有白苔的溃疡型病变，有很多可观察到周围的黏膜发红和水肿的病例。病变的出现部位多在直肠下段前壁，并且多数伴有肛门病变。另一方面，据报道，也有形成直肠肿瘤，需要与恶性肿瘤相鉴别的病例。

作为梅毒性直肠炎的组织病理学表现，是以向黏膜的浆细胞和淋巴细胞的浸润为主的非特异性炎症（**图 3**），与其他直肠炎之间的鉴别很困难。即使是怀疑为梅毒性直肠炎而进行免疫组织化学染色，能够证明菌体的病例也只有半数左右，在病理学上也无法证明菌体的情况下，对怀疑为梅毒性直肠炎的病例也应考虑进行诊断性治疗。

鉴别诊断的要点

对于通过内镜检查、病理学检查无法诊断的直肠炎患者，应将梅毒性直肠炎作为鉴别疾病，听取详细的性交史，实施关注皮疹和阴部病变的全身诊察以及梅毒血清学检查。

对于男同性恋者的直肠炎，除了梅毒螺旋体之外，衣原体、淋菌、痢疾阿米巴、单纯疱疹病毒等微生物也可能是病因。仅仅依靠症状和内镜检查的肉眼表现来鉴别梅毒性直肠炎很困难，由于有时还合并有几种性传播疾病，所以应根据病例不同，考虑追加粪便的原虫检查、溃疡部标本的各种聚合酶链反应（polymerase chain reaction，PCR）检查和免疫组织化学染色等。此外，因为艾滋病和梅毒合并的概率较高，在诊断了梅毒的时候，最好同时施行人类免疫缺陷病毒（human immunodeficiency virus，HIV）的筛查。

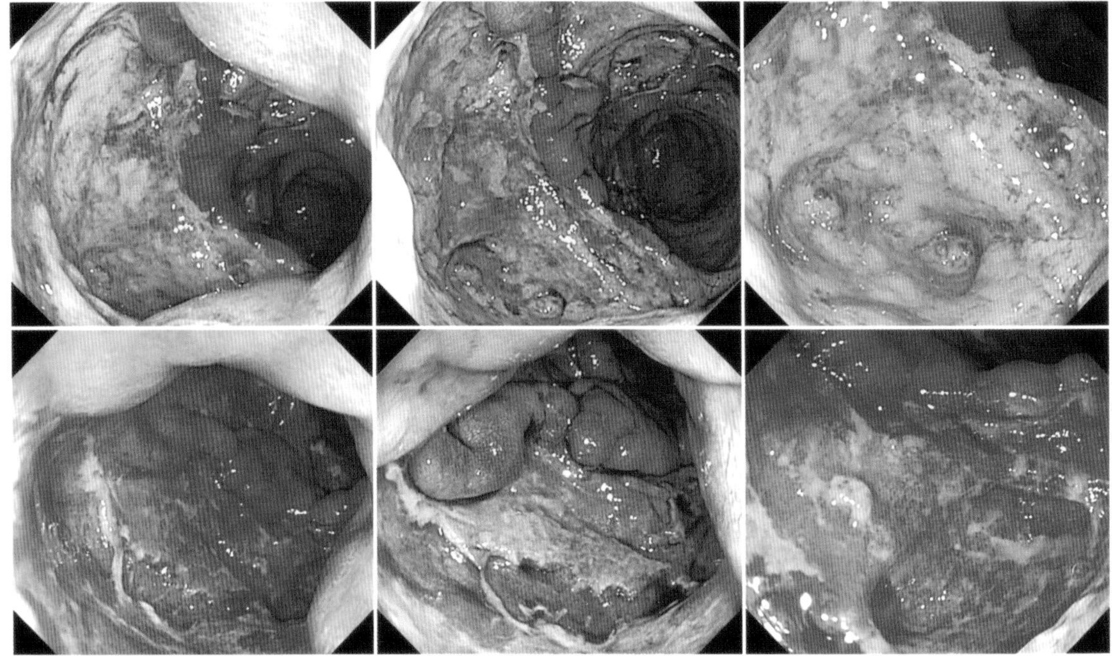

a	b	c
d	e	f

图2 梅毒性直肠炎。20多岁，男性。常规内镜像

a～c 从齿状线到直肠上段（Ra），有部分附着白苔的3～5 cm大小的大型穿孔样溃疡多发。溃疡边缘部的黏膜发红，水肿明显。

d～f 在14天的治疗结束后，溃疡底部大部分被再生上皮所覆盖。

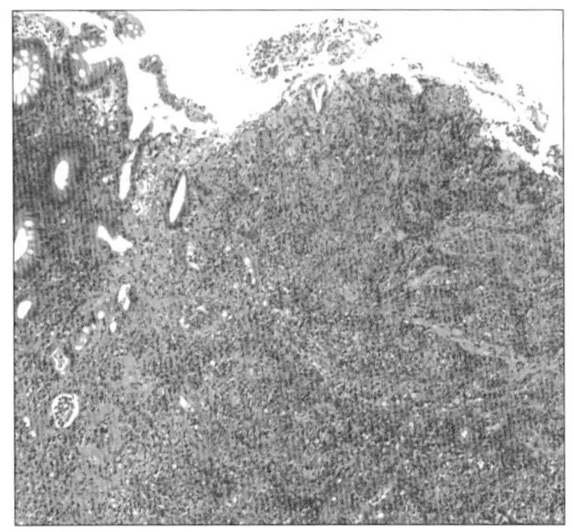

图3 图2的组织病理学表现。可观察到伴有以浆细胞和淋巴细胞为主的高度炎性细胞浸润的非特异性肠炎的表现

参考文献

[1] 梅枝覚, 廣純一郎, 成田公正, 他. 梅毒性直腸潰瘍, 直腸炎の1例. 日本大腸肛門病会誌　55:151-157, 2002

[2] Golden MR, Marra CM, Holmes KK. Update on syphilis：resurgence of an old problem. JAMA　290:1510-1514, 2003

[3] 柳澤如樹, 味澤篤. 現代の梅毒. モダンメディア　54:42-49, 2008

[4] Gopal P, Shah RB. Primary anal canal syphilis in men：the clinicopathologic spectrum of an easily overlooked diagnosis. Arch Pathol Lab Med　139:1156-1160, 2015

[5] 小林謙一郎, 柳澤如樹, 菅沼明彦, 他. 梅毒性直腸炎を契機にHIV感染症の合併が判明した1例. 感染症学会誌　86:415-418, 2012

[6] 2016ガイドライン委員会. 性感染症診断・治療ガイドライン2016. 日性感染症会誌　27:46-50, 2016

[7] Zhao WT, Liu J, Li YY. Syphilitic proctitis mimicking rectal cancer：a case report. World J Gastrointest Pathophysiol　1:112-114, 2010

[8] Sigle GW, Kim R. Sexually transmitted proctitis. Clin Colon Rectal Surg　28:70-78, 2015

非肿瘤性疾病

急性出血性直肠溃疡

大川 清孝[1] 青木 哲哉 上田 涉
大庭 宏子 宫野 正人 小野 洋嗣
中内 脩介 川村 悦史 山口 誓子
仓井 修

[1] 大阪市立十三市民病院消化器内科
〒532-0034大阪市淀川区野中北2丁目12-27
E-mail : okawaki@msic.med.osaka-cu.ac.jp

关键词 急性出血性直肠溃疡 高龄者 宿便性溃疡 巨细胞病毒性肠炎 NSAIDs 栓剂相关性直肠病变

疾病的概念

广冈等首次报道的急性出血性直肠溃疡(acute hemorrhagic rectal ulcer, AHRU)的概念为："患有严重基础疾病（特别是脑血管疾病）的老年患者，突然因无痛性的大量新鲜出血而发病，在接近齿状线或其附近的直肠下段有不规则形地图状或带状的沿着横轴的多发性或单发性长形溃疡，在止血后有较好的预后。"此外，急性出血性直肠溃疡的病因不仅仅是脑血管疾病，被考虑最多的还有起因于严重的基础疾病的应激溃疡学说。

此后，中村等认为，作为AHRU的病因，仰卧位卧床不起的状态也很重要。因此，当测定AHRU患者的血流时，通过让患者从侧卧位向仰卧位的体位转换，仅在AHRU的好发部位直肠下段见有黏膜血流的显著性减少。基于以上结果，中村等提出的AHRU的疾病概念为："在以动脉硬化为背景而处于血流减少的准备状态下的高龄者，因某些原因而导致卧床不起的状态，引起直肠下段黏膜血流减少而发生的缺血性黏膜损伤。"

本病的诊断基于特征性的临床表现和内镜表现，无特异性的表现，应该被认为是综合征类的疾病。实际上，不符合广冈等和中村等提出的狭义的AHRU的病变，即无严重的基础疾病的、不是卧床不起的、无出血的、齿状线正上方无溃疡的也被诊断为AHRU。在这些广义的AHRU患者中，与其他疾病之间的鉴别诊断很重要。

形态特征（图1～图3）

广冈等也注意到，虽然AHRU多为发生于齿状线正上方的直肠下段、溃疡表浅、形状呈地图状或带状、在横轴的长度长、多发的病变，但也观察到单发的占管腔的1/3周的病变，或多个溃疡相连涉及管腔全周的病变。中村等观察到，连续性的全周性溃疡占54%，多发性溃疡呈全周性分布的占20%，带状和地图状的溃疡占26%；全周性溃疡病例的75%呈齿状线正上方的全周性溃疡，溃疡周围少有炎症，边界比较清

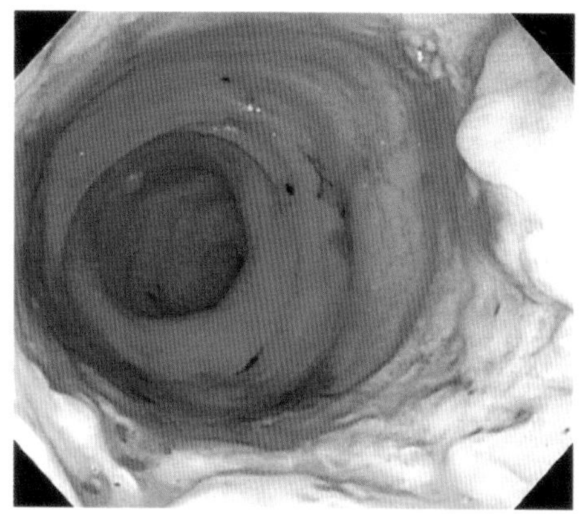

图1 80多岁，男性。在齿状线正上方可观察到半周性的环状溃疡。因不是内镜反转观察，故无法观察到全景

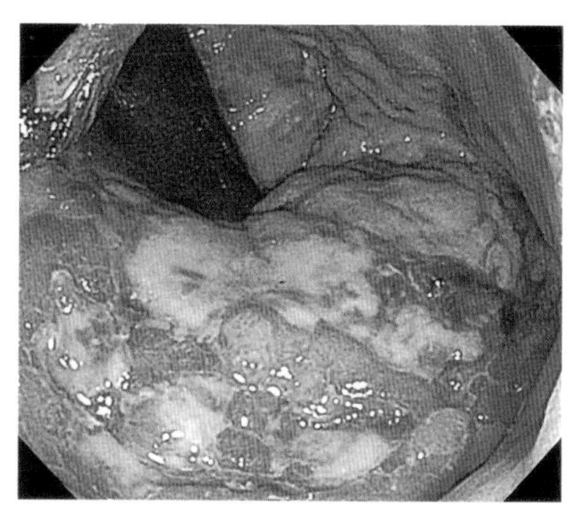

图2 80多岁，男性。在齿状线正上方可观察到全周性的溃疡。在其紧靠口侧可看到环状排列的不规则形溃疡

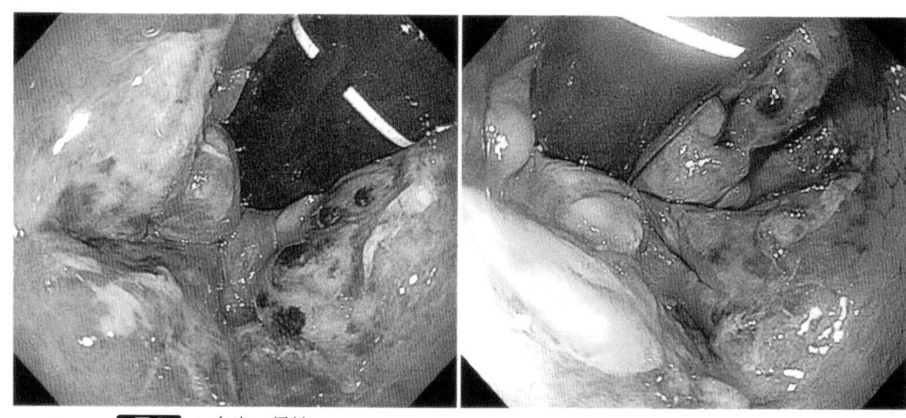

a | b

图3 80多岁，男性

a 在齿状线正上方可观察到全周性溃疡。

b 在色素染色图像中还可观察到溃疡不连续的部分。

晰。另外，为了诊断齿状线正上方的溃疡，直肠内的内镜反转观察是必要的。笔者认为，广冈和中村2人均提到的位于齿状线正上方的环状溃疡、带状溃疡、溃疡的环状排列是本病比较特异性的表现。

本病大多可观察到露出的血管，需要施行内镜下止血术。虽然绝大多数通过内镜下止血术可止血，但对于一部分病例需要施行经肛门结扎术等外科处置。如果能止血，预后的好坏受原发疾病的影响。止血后为了预防再次出血和促进溃疡的治愈，不是使患者处于仰卧位不管，而是让患者进行适宜的体位转换。

鉴别诊断的要点

应与AHRU相鉴别的疾病虽然有宿便性溃疡、巨细胞病毒性肠炎（cytomegalovirus, CMV）、非甾体消炎药（nonsteroidal anti-inflammatory drug, NSAIDs）栓剂相关性直肠病变等，但患者的背景均与AHRU类似，因此内镜下的鉴别诊断很重要。虽然在呈典型的内镜表现的情况下容易诊断，但在呈非典型的内镜表现和病变部位的情况下鉴别大多比较困难。

宿便性溃疡的原因是由于粪便所引起的黏膜的压迫性坏死。典型病例呈单发的深而大的圆形

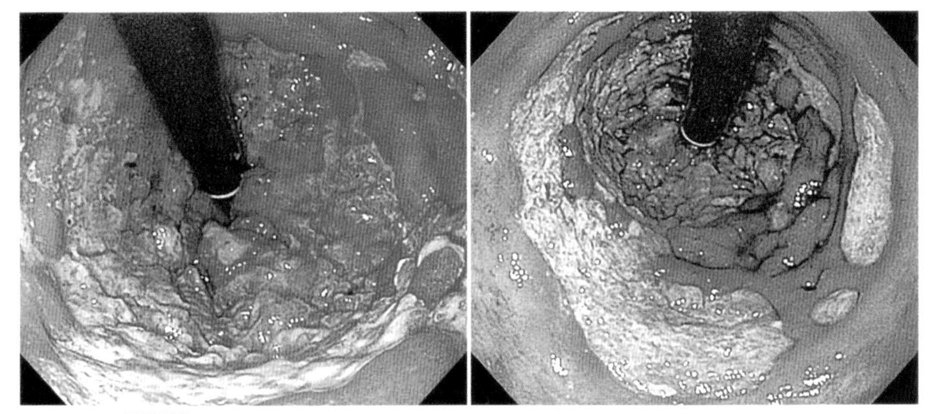

a | b **图4** 80 多岁，女性
a 在齿状线正上方可观察到带状溃疡，怀疑为 AHRU。
b 此外，由于在口侧溃疡也连续，并且还见有穿凿样溃疡，可以怀疑为 CMV。本病例并非卧床不起。

溃疡，存在于盆腔底部硬便容易固定的直肠下段和直肠乙状结肠部。

在 CMV 肠炎的典型病例中，呈较深的穿凿样圆形溃疡。但是，呈浅溃疡和环状溃疡的病例也比较多。虽然多发于直肠，但仅在齿状线正上方引起病变的情况较少，大多在其他部位也可以观察到病变（**图4**）。此外，需要注意，也有同时患有 AHRU 和 CMV 的病例。

NSAIDs 栓剂相关性直肠病变的病变为多发性和全周性，分布于从直肠下段到直肠上段的比较大的范围；溃疡型病变呈环状溃疡、不规则形溃疡、Dieulafoy 溃疡等。在环状溃疡病变患者中，也见有呈类似于膜样狭窄的全周性狭窄的病例。

这 3 种疾病与 AHRU 之间的鉴别要点是观察不到位于齿状线正上方的直肠下段的环状溃疡和带状溃疡。

参考文献

[1] 広岡大司, 湯浅肇, 板倉恵子. 急性出血性直腸潰瘍—臨床像を中心に. Gastroenterol Endosc 26:1344-1350, 1984
[2] 中村志郎, 大川清孝, 原順一, 他. 急性出血性直腸潰瘍 50 例の臨床的検討. Gastroenterol Endosc 39:175-182, 1997
[3] 広岡大司, 大地宏昭, 岸本明, 他. 急性出血性直腸潰瘍. 胃と腸 22:297-302, 1987
[4] 中村志郎, 飯室正樹, 樋田信幸, 他. 高齢者非腫瘍性疾患の特徴—急性出血性直腸潰瘍. 胃と腸 47:1850-1858, 2012

非肿瘤性疾病

宿便性溃疡

长坂 光夫[1]　　大宫 直木

[1] 藤田保健衛生大学消化管内科
〒470-1192 豊明市沓掛町田楽ヶ窪 1-98

关键词　宿便性溃疡　急性出血性直肠溃疡　直肠黏膜脱垂综合征

疾病的概念、形态特征

宿便性溃疡是因停滞于大肠内的粪便块的压迫引起的血流障碍而发生的褥疮溃疡，于 1894 年由 Berry 首次报道。宿便性溃疡好发于直肠到乙状结肠，溃疡的形态为单发性或多发性的不规则形地图状溃疡，其特征是溃疡与周边黏膜之间的边界比较清晰，观察不到溃疡周围的隆起和炎症（**图 1a**）。大多在溃疡附近存在很多粪便块。发病的背景疾病有心功能不全等循环功能不全、慢性肾功能不全、脑卒中、股骨颈骨折等，好发于高龄的长期卧床者。症状是先有便秘，后引起无痛的大量出血。

鉴别诊断的要点

1. 与急性出血性直肠溃疡（AHRU）之间的鉴别

急性出血性直肠溃疡（acute hemorrhagic rectal ulcer，AHRU）的临床症状虽然类似于宿便性溃疡，但 AHRU 的特征为接近齿状线的环状溃疡或呈环状排列的溃疡（**图 2**）。

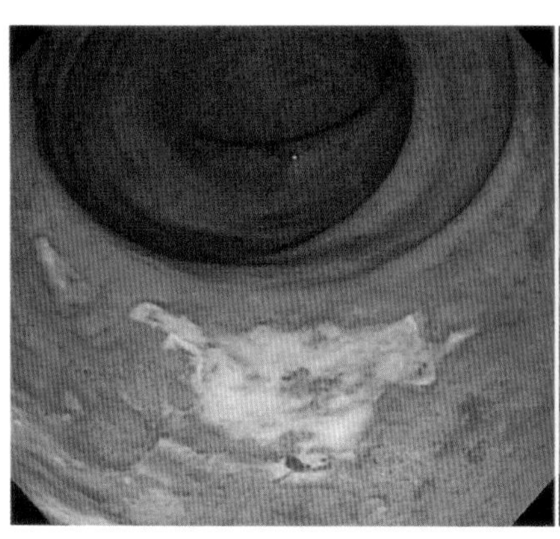
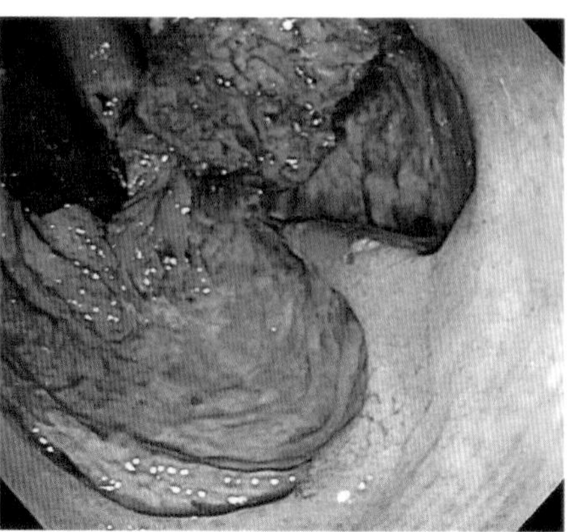

a | b

图 1 宿便性溃疡
a 溃疡的边界比较清晰，观察不到溃疡周围的炎症和隆起。
b 溃疡的形态与粪便块相类似。
〔**a**：转载自“長坂光夫，他. 直腸粘膜脱，宿便潰瘍. medicina 49: 264–266, 2012”〕

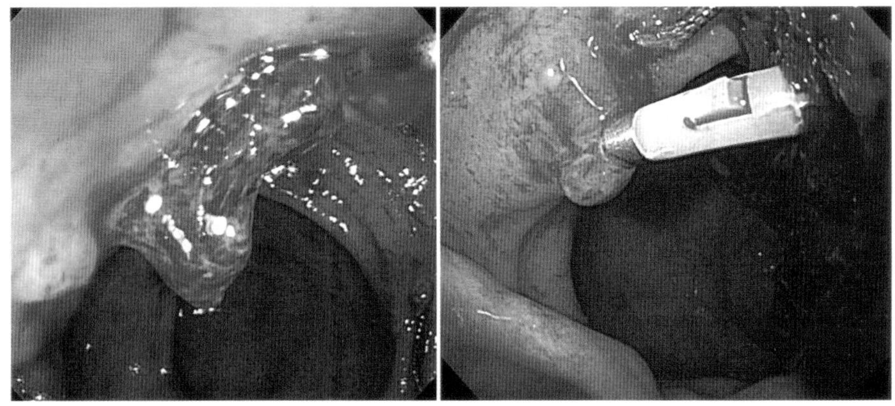

a | b

图2 急性出血性直肠溃疡（AHRU）
a 溃疡底部的露出血管。
b 采用钳夹法的内镜下止血术后。
〔转载自“長坂光夫，他．直腸粘膜脱，宿便潰瘍．medicina 49: 264–266,2012”〕

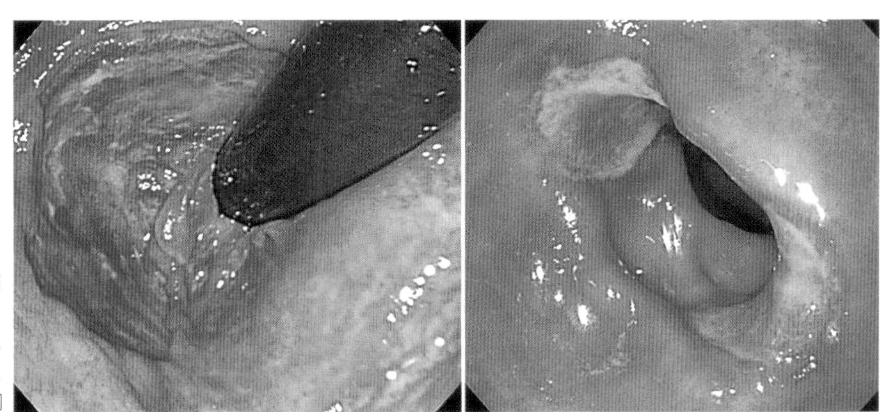

a | b

图3 直肠黏膜脱垂综合征的溃疡型
〔转载自“長坂光夫，他．直腸粘膜脱，宿便潰瘍．medicina 49: 264–266, 2012”〕

通过宿便性溃疡不发生于齿状线附近、宿便性溃疡的溃疡形状与粪便块类似（**图1b**）、宿便性溃疡先见有便秘症状等可以鉴别二者。

2. 与直肠黏膜脱垂综合征之间的鉴别

直肠黏膜脱垂综合征（mucosal prolapsed syndrome of the rectum，MPS）是因排便时的过度用力（straining）等，造成消化道黏膜的逸脱、套叠，导致慢性的机械性刺激和缺血性变化所引发的疾病。肉眼来看可分为隆起型、溃疡型和平坦型，病理学上可观察到纤维肌病（fibromuscular obliteration）这一特征性的表现。MPS的溃疡型病变好发于略离开齿状线部位的直肠/直肠横襞的前壁至右侧。病变的主体虽然是溃疡，但溃疡浅而平坦，溃疡边缘清晰，也有伴有环堤样隆起和黏膜下肿瘤样表现的病变，根据这些病理表现可以与宿便性溃疡相鉴别（**图3**）。

3. 症状

宿便性溃疡以严重便秘后突然发生的无痛性的新鲜血便为特征性的症状。

4. 治疗

首先，以排便管理（control）最为重要，但在出血病例中，如果内镜下确认有裸露血管，则内镜下止血为第一选择。填塞法（tamponade）和用手压迫止血不太有效。对于穿孔的病例适合急诊手术。

参考文献

[1] Berry J. Dilatation and rupture of the sigmoid flexure. Br Med J 1:301, 1894
[2] 長坂光夫, 平田一郎. 直腸粘膜脱, 宿便潰瘍. medicina 49:264-266, 2012
[3] 性出血性直腸潰瘍の2症例. 日本大腸肛門病会誌 33:222-227, 1980
[4] 清水誠治. 急性出血性直腸潰瘍と宿便潰瘍. 日本大腸肛門病会誌 54:955-959, 2001

2017年12月例会的会议纪要

永田 信二[1]　小泽 俊文[2]

[1] 広島市立安佐市民病院内視鏡内科
[2] 総合犬山中央病院消化器内科

2017年12月的早期胃癌研究会于2017年12月20日（星期三）在屉川纪念会馆2楼国际会馆召开。主持人是永田医生（广岛市立安佐市民病院内镜内科）和小泽医生（综合犬山中央病院消化内科），病理部分是由味冈医生（新潟大学研究生院牙医学综合研究科分子/诊断病理学）负责的。“根据早期胃癌研究会方式的图像介绍的基本和应用”由松本医生（岩手医科大学医学院内科学教研室消化内科消化道领域）以“介绍图像诊断的基本程序（基础篇）：小肠、大肠（主要是非肿瘤疾病）”为题进行。

［第1例］ 40多岁，男性。直肠黏膜脱垂综合征（病例提供：佐世保共济病院消化内科 大仁田贤）。

在以筛查为目的施行的下消化道内镜检查中指出了病变。

读片由川崎医生（岩手医科大学医学部内科学教研室消化内科消化道领域）负责。在灌肠X线造影图像中，在直肠上段（Ra）~直肠下段（Rb）的前壁见有30 mm大的隆起性病变，朝向中心呈皱襞集中样表现，病变内部凹凸不平，边缘也不规则，见有变形，被认为是上皮性肿瘤。在侧面像中，朝向中心皱襞靠在一起，从黏膜内癌一部分变为黏膜下（SM）浸润的癌。齐藤医生（市立旭川病院消化系统疾病中心）根据灌肠X线造影图像中无侧面变形，诊断是浅病变。

在常规内镜像（**图1a**）的读片中，川崎医

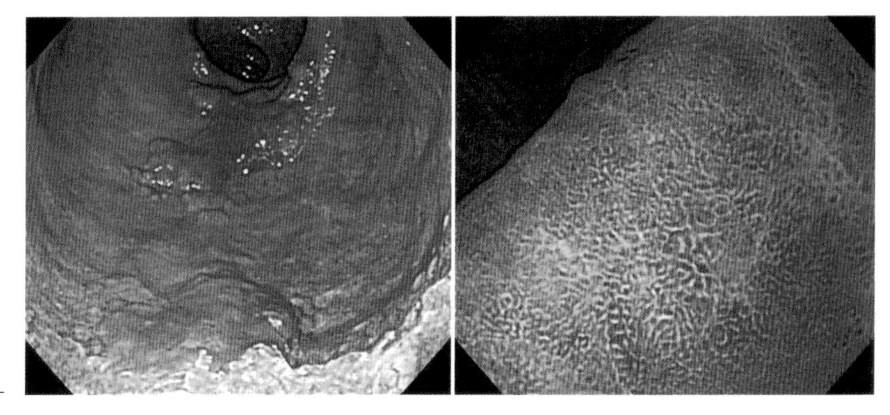

1a | 1b

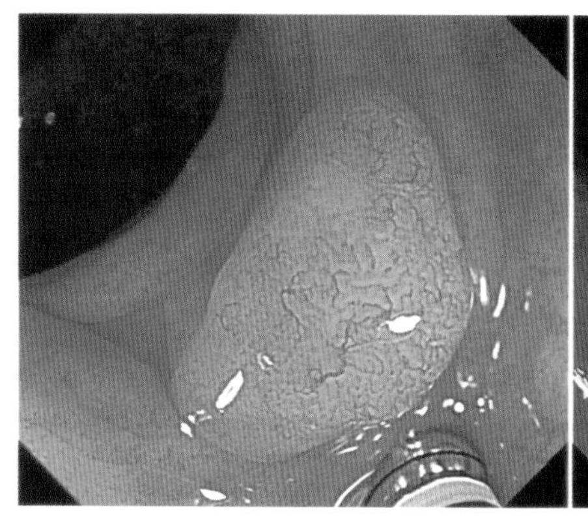
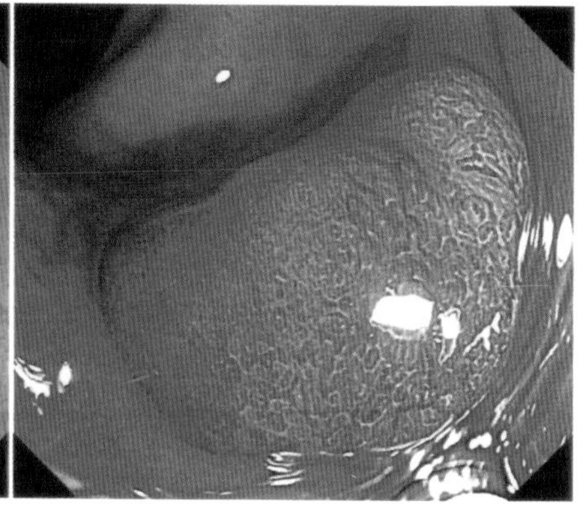

2a | 2b

生观察到在 Ra ~ Rb 有伴有皱襞集中的发红的隆起性病变，一部分见有紧满感。另外，在 Rb 还发现了在灌肠 X 线造影图像中没有拍到的与主病变不同的发红的隆起性病变。病变表面被正常黏膜所覆盖，诊断为直肠黏膜脱垂综合征。当只考虑一个方面时，虽然也想把主病变诊断为直肠黏膜脱垂综合征，但是与灌肠 X 射线造影表现中的凹凸表现不符，所以将主病变诊断为上皮性肿瘤；由于病变有厚度，诊断为 SM 深部浸润癌。考虑到癌的组织型包括低分化腺癌，希望通过窄带成像（narrow band imaging，NBI）联合放大观察来读取表面结构。齐藤医生把主病变和 Rb 的多发病变都诊断为直肠黏膜脱垂综合征。主病变作为上皮性病变明显发红、较软，存在于前壁，因此与 Rb 的病变一样考虑，诊断为直肠黏膜脱垂综合征。

在 NBI 放大观察图像中，川崎医生认为血管虽然有分支，但缺乏不规则性；在结晶紫染色图像（**图 1b**）中，观察到有分支的腺管开口 (pit)，乍一看是腺瘤样，但当诊断为癌时，表面结构发生背离。加上常规观察表现，由于病变存在于前壁，为多发性病变，因此诊断为黏膜脱垂综合征。山野医生（札幌医科大学医学部消化内科）认为，作为癌的话没有区域性，因此诊断为不是癌。在超声内镜（endoscopic ultrasonography, EUS）检查中，见有以第 2 层为主体的低回声区（low echoicarea），诊断为黏膜脱垂综合征。

病理解说由大仁田医生负责。活检显示，在表层见有毛细血管的增生、扩张和成纤维细胞的增生，在黏膜固有层见有纤维肌病（fbromuscular obliteration），诊断为直肠黏膜脱垂综合征。渡边医生（日本病理 / 细胞学诊断中心）观察到，和通常相比，纤维肌病（fibromuscular obliteration）一直到表层；见有腺管扩张、产生黏液，希望从组织病理学角度进行黏液染色。大仁田医生报道，临床上没有发现黏液产生。

［第 2 例］ 50 多岁，男性。源自无蒂锯齿状腺瘤 / 息肉（SSA/P）的大肠黏膜内癌（病例提供：秋田红十字病院消化系统疾病中心田中义人）。

在因便秘而施行的下消化道内镜检查中被发现有病变。

读片由吉田医生（京都府立医科大学消化内科）负责。在常规内镜像（**图 2a**）中，在横结肠见有 8 mm 大的表面平滑的隆起性病变，在其表面见有血管增生，在靛胭脂染色像中未见明显的凹陷面。

在 NBI 放大观察中，观察到粗血管和细血管，口径有所不同，微血管结构（vessel pattern）不规则，微表面结构（surface pattern）与Ⅲ$_L$ 型、Ⅳ型类似；并且病变边缘的微血管结构的口径没有不同，微表面结构不清晰，由两种成分构成，肿瘤中央部见有肿瘤性变化，病变边缘为增生性变化。中央部即使是癌也是黏膜内癌，边缘由锯齿状病变构成，樫田医生（近畿大学医学

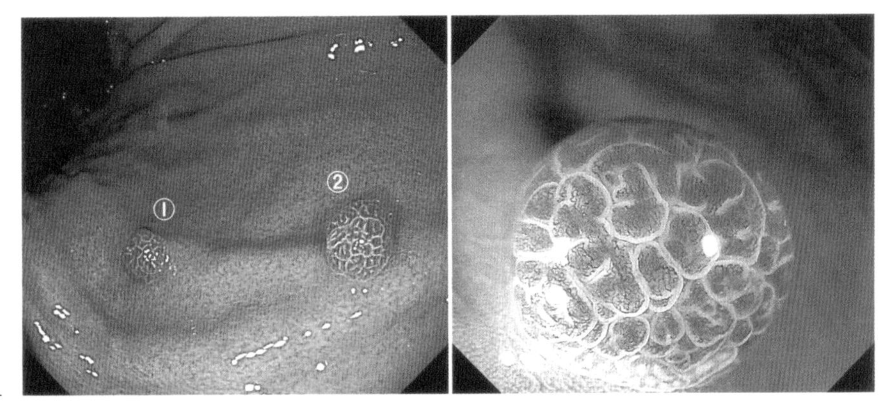

3a | 3b

部消化内科）发言说，血管有中断，有部分黏膜下浸润的可能性。

在靛胭脂染色像中，吉田医生发现有薄薄的黏液附着，在腺管开口（pit）边缘有锯齿，诊断为源于锯齿状病变的黏膜内癌。樫田医生发言也是同样的，但未见Ⅱ-O型pit。在结晶紫染色像（**图2b**）中，吉田医生认为肿瘤中央部的pit有分支，pit边缘呈锯齿状，但不是特别不规则；在边缘虽然未见Ⅱ-O型pit，但在pit边缘伴有锯齿，是源于锯齿状病变的。樫田医生称，虽然综合性判断是黏膜内癌，但没有Ⅱ-O型pit，不是典型的无蒂锯齿状腺瘤/息肉（sessile serrated adenoma/polyp, SSA/P）。田中医生（广岛大学病院内镜诊疗科）发言说，关于血管方面，有时在背景正常黏膜上可以看到棕褐色的血管，如果发生炎症，血管看起来会相对显蓝色。在病例提供单位的术前诊断中是由两种成分组成的，肿瘤中央部虽然是由呈不规则分支的pit组成的，但不规则的程度差，显示出高度异型管状腺瘤（high grade tubular adenoma）或高分化管状腺癌；边缘密集存在有小的pit，没有星芒状pit，诊断其分化程度与中央部相比较低。见有黏液附着和极少的Ⅱ-O型pit，诊断为源于锯齿状病变的黏膜内癌，施行了内镜下黏膜切除术（endoscopic mucosal resection, EMR）。

病理解说是由永塚医生（岩手医科大学医学院病理诊断学）负责的。肿瘤中央部是tub1，边缘是tub2，是源自SSA/P的病变。另外，在SSA/P癌变的过程中，腺底部的腺管扩张消失，也结合详细的免疫染色进行了解说。味冈医生（新潟大学研究生院牙医学综合研究科/分子诊断病理学）在考虑发育进展的情况下，认为SSA/P的部位是自下而上（bottom up），tub2部分呈自上而下（top down）增殖带，是一个很令人感兴趣的病例。

（以上由永田医生主持）

［第3例］ 30多岁，男性。多发性胃小凹上皮型胃癌和小凹上皮型增生性息肉并存的1例（病例提供：岛根医科大学第二内科福山知香）。

在结肠型克罗恩病（Crohn's disease）患者的内镜筛查中发现胃有病变。

读片是由北村医生（奈良市民病院消化内科）负责的。在常规内镜像中，在背景胃黏膜上未发现萎缩性变化，为幽门螺杆菌（*Helicbacter pylori*，*H. pylori*）未感染；而且还指出了胃体部的褪色的息肉和另外3个发红的息肉。见有没有不规则性的肿大的绒毛（villi）样结构，乍一看的话考虑是增生性息肉，但发生于非萎缩黏膜上，考虑是肿瘤性病变（**图3a**）。桥本医生（新潟大学研究生院医齿学综合研究科消化内科学领域）根据凹间部的开大和颜色，补充了炎性细胞浸润的存在。小山医生（佐久医疗中心内镜内科）指出，通常的小凹上皮型增生性息肉多伴有表面糜烂，而在该病变表面微结构方面大小不一，诊断为高分化腺癌。平泽医生（仙台厚生病院消化器官内科）发言，胃体

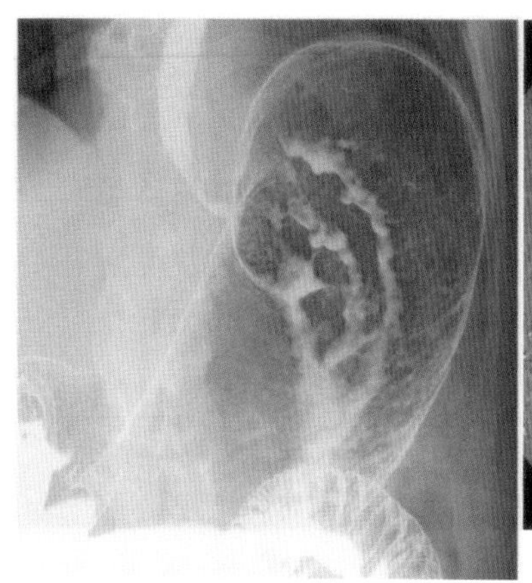
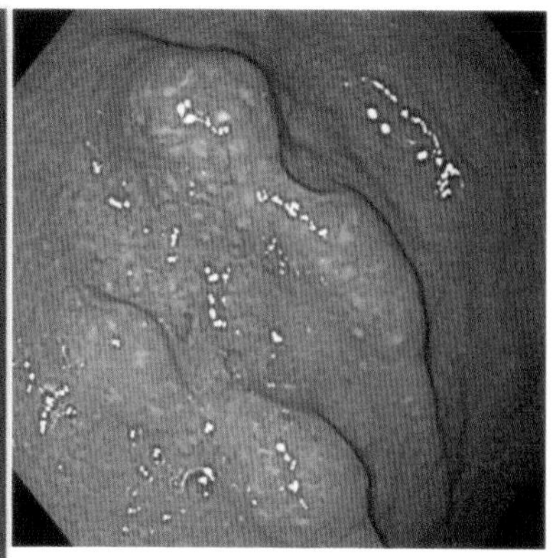

4a | 4b

上部前壁的病变与小山的意见相同；但是关于胃体中部大弯的病变，根据颜色的差异和窝间部的开大、规则的白色区域（white zone）等表现，诊断为增生性息肉。

在 NBI 放大图像中，北村医生和小山医生指出，在绒毛样表面结构中有细微的不规则形突起结构和口径不同的扩张的血管（**图 3b**）。桥本医生认为，前壁病变的白色区域虽然是近于圆形的结构，但大弯病变的一部分看起来像腺管开口（pit）样，见有与前者之间的结构的不同，诊断为幽门腺型腺瘤。八尾医生（福冈大学筑紫病院内镜部）也根据上皮和血管的形状，认为最值得怀疑的是幽门腺型腺瘤或类似的疾病。

该病变在 1 年前被指出，被作为增生性息肉进行随访观察。根据在 NBI 放大观察中发现的不规则的绒毛样结构和伴有不同口径的不规则血管的存在，诊断为小凹上皮型低度异型胃型腺癌，施行了 EMRC。

病理由九嶋医生［滋贺医科大学医学部临床检查医学教研室（附属病院病理诊断科）］解说。胃体部前壁的 2 个病变可以观察到一直到表层有锯齿状错综复杂的不规则结构，由轻度异型的肿大的细胞核组成的细胞一直到表层具有区域性的存在，为肿瘤性异型。在 Ki-67 染色中，从深层一直到表层均见有增殖细胞，尽管黏液产生少，但核心蛋白在 MUC5AC 免疫染色中呈阳性。另外，在黏膜固有层内可以观察到呈丸子状、肾小球状的扩张的血管群。

根据以上结果，最终被诊断为低度异型的小凹上皮型高分化腺癌。另一方面，大弯病变只施行了活检，被诊断为黏液产生能力强的小凹上皮型增生性息肉。渡边医生（日本病理 / 细胞学诊断中心）补充说，虽然诊断相同，但前者是以胃底腺息肉为发源地而产生的。岩下医生（福冈大学筑紫病院病理学部）的发言也和渡边医生一样，都认为在病变的深部有胃底腺息肉样的组织残存，是否可暂定为归咎于质子泵抑制剂（proton pump inhibitor，PPI）的混合性增生性息肉和胃底腺息肉（mixed hyperplastic polyp and fundic gland polyp probable due to PPI）。可是，该患者没有服用 PPI，术后的血清胃泌素值也正常。

最后列举了病例提供单位的低度异型小凹上皮型腺癌 20 个病变的图像，强调其特点为“表面不规则的树莓状外观”。在幽门螺杆菌未感染胃的不断增加中，该病例是对内镜诊断敲响警钟的极其珍贵而有教育意义的病例。

［第 4 例］ 70 多岁，男性。幽门螺杆菌除菌后第 7 年发病的黏膜下肿瘤（submucosal tumor，SMT）样慢性活动性胃炎伴鲜红色淋巴滤泡形成（chronicactive gastritis with florid lymphoid follicle formation）1 例（病例提供：佐世保共济病院消化内科丸山祐二）。

在幽门螺杆菌除菌 7 年后的上消化道内镜检查中发现胃有异常，被介绍到本院就诊。

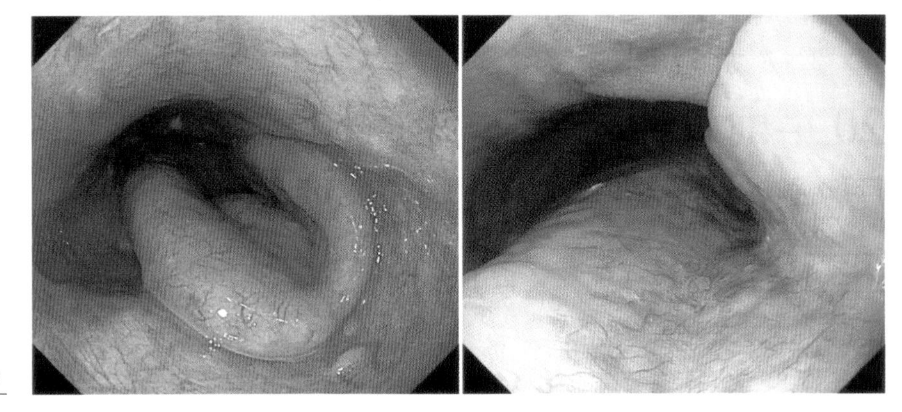
5a | 5b

读片由浜本医生（手稻溪仁会病院消化器官内科）和高桥医生（佐久医疗中心内镜内科）负责。浜本医生指出，在X线造影图像中，在胃体上部后壁侧见有高度差的皱襞肥大，在皱襞顶部可以观察到浅的凹陷面（**图4a**）。隆起整体上边界不清，也见有蛇形等的柔软的病变，列举了淋巴瘤等作为辨别。在白光观察图像中，为边界模糊的SMT样病变，以在表面上伴有白色点状结构物和可观察到扩张的血管为特征（**图4b**）。因为在病变周围见有腺管开口（pit）状构造，怀疑有胃底腺的存在；因为扩张的血管存在于黏膜固有层，指出存在有从黏膜固有层深部到黏膜肌层正上方导致血液流出障碍似的病变。白色结构是类似淋巴滤泡的表现。高桥医生根据扩张血管的存在和多种多样的表面结构表现，最怀疑是黏膜相关淋巴组织（mucosa-associated lymphoid tissue，MALT）淋巴瘤。赤松医生（长野县立信州医疗中心内镜中心）也同样，根据没有溃疡形成这一点诊断为MALT淋巴瘤。

在NBI放大观察图像中，高桥医生在扩张血管中未发现不规则；在病变周围黏膜上观察到腺管开口（pit）状结构。另外，关于白色化而黏膜表面结构难以辨识的部分，为上皮变薄了的表现，引起一直到上皮正下方的细胞浸润。八尾医生（福冈大学筑紫病院内镜部）发言说，从NBI观察图像中应该能够读取到以下信息：在白色部见有表面微结构缺失（absent microsurface pattern）和规则的上皮下毛细血管网（subepithelial capillary network，SECN）；肿块（mass）存在于上皮正下方。另外，在白光观察图像中可看到集合微静脉的部位，在NBI观察图像中见有圆形的腺管开口部，所以肿块（mass）存在于黏膜深部到黏膜下层。

在超声内镜（endoscopic ultrasonography，EUS）检查中，丸山医生认为以第3层黏膜下层为中心存在有低回声肿瘤，黏膜肌层保持完好。

病理解说由新野医生（长崎大学病院病理诊断科）负责。通过活检未能诊断，施行了诊断性内镜黏膜下剥离术（endoscopic submucosal dissection，ESD）。显示以黏膜下层为主体有丰富的淋巴组织呈结节状增殖，在该部分的免疫染色中BCL2呈阴性，可观察到反应性的胚中心。虽然在临床读片中指出有1层薄薄的上皮存在，但在组织学上局部见有伴有扩张、膨胀的胚中心的淋巴滤泡一直到上皮正下方为止。未见在通常的MALT淋巴瘤中可以观察到的淋巴上皮病变（lymphoepithelial lesion，LEL）等浸润性发育。增殖细胞为CD20阳性的B细胞，在基因重组方面未观察到IgH链的重组，通过荧光原位杂交（fluorescence in situ hybridization，FISH）法也未见API2-MALT1转位。根据以上表现，诊断为以前被认为是反应性淋巴增生（reactive lymphoid hyperplasia，RLH）的病变。江头医生（大阪医科大学病理学教研室）也认为，由于黏膜腺管的变化极少，不应该是MALT淋巴瘤；由于被列举临床鉴别的浆细胞瘤是在黏膜固有层中发育的，因此通过临床图像也完全可以进行鉴别。另一方面，海崎医生（福井县立病院病理诊断科）指出，幽门螺杆菌除菌后的 MALT 淋巴瘤多数不形成 LEL。关于在幽门螺杆菌除菌后经过 7 年的背景胃黏膜上发生本病变的主要原因和病理生理仍不明确。

［第 5 例］ 70 多岁，女性。食管 MALT 淋巴瘤 1 例（病例提供：广岛市立安佐市民病院消化内科向井伸一）。

在无症状、以筛查为目的的上消化道 X 线造影检查中被指出食管有异常，被介绍到本院就诊。

读片由山崎医生（岐阜县综合医疗中心消化内科）和前田医生（仙台厚生病院消化内科）负责。在食管 X 线造影图像中，山崎医生发现在右壁中心有表面平滑、长径 15 cm 的隆起性病变，为平缓的隆起，无怀疑为糜烂和溃疡等上皮性变化的表现，诊断为大型平滑肌瘤。

通过常规内镜像，前田医生指出，为不伴有糜烂和溃疡、发红等表现的表面平滑的黏膜下肿瘤（**图 5a**），在表层有扩张的血管（**图 5b**）。另外，在肛门侧引起了形态上的变化，所以是柔软的病变，可以否定是平滑肌瘤和胃肠道间质瘤（gastrointestinal stromal tumor，GIST），怀疑是脂肪瘤和淋巴增殖性疾病。小山医生（佐久医疗中心内镜内科）诊断为恶性淋巴瘤，而赤松医生（长野县立信州医疗中心内镜中心）根据无溃疡形成这一点，诊断不是侵袭性淋巴瘤（aggressive lymphoma），而是 MALT 淋巴瘤。

在 EUS（20MHz）中，扫查出以第 2 层 ~ 第 3 层为主体发育的低回声肿瘤，在一部分观察到被认为是隔壁的高回声结构物。在 PET-CT 中，该部位作为 SUVmax6.7 的热斑（hot spot）被扫查出来。

病理解说由金子医生（广岛市立安佐市民病院病理诊断科）负责。采取了 6 个活检组织标本，诊断为 MALT 淋巴瘤，在一部分见有提示向弥漫性大 B 细胞淋巴瘤（diffuse large B-cell lymphoma，DLBCL）转化的表现。淋巴瘤细胞是伴有核中间缩窄的 N/C 高的中型异型淋巴细胞，存在于上皮正下方。在免疫染色中由 CD20、BCL2 阳性的 B 细胞组成，还观察到向滤泡内的浸润。尽管 Ki-67 阳性细胞少，但在阳性率略高的部分见有大型异型淋巴细胞的集簇表现。此外，CD43 为弱阳性，CD5、CD10、BCL6、cyclin D1 为阴性，根据在石蜡切片的聚合酶链反应（polymerase chain reaction，PCR）中见有 IgH 链的重构，做出了最终诊断。

因为肿瘤体积大，并见有所属淋巴结的肿大，所以在治疗上施行了 6 个疗程的 R-THP-COP（利妥昔单抗 + 帕洛诺司琼 + 环磷酰胺 + 多柔比星 + 长春新碱）的化学疗法。为完全缓解（complete response，CR）后，在随访观察后的活检中也没发现肿瘤细胞。

（以上由小泽医生主持）

20年前因肺病变发病，在胃癌筛查中发现了胃病变的结节病1例

山里 哲郎[1] 入口 阳介 小田 丈二
水谷 胜 高柳 聪 富野 泰弘
大村 秀俊 岸 大辅 山村 彰彦[2]
细井 董三[1]

早期胃癌研究会病例（2017年9月刊）
[1] 東京都がん検診センター消化器内科
〒183-0042 東京都府中市武蔵台2丁目9-2
E-mail : yamazato5102086743@qa2.so-net.ne.jp
[2]同 検査科

摘要●患者为70多岁的女性。20年前被诊断为肺结节病，在呼吸内科随访观察过程中，在胃X线筛查中发现异常而来院就诊。通过胃X线检查，在患者胃体中段后壁处见有10 mm大的透亮征，在胃穹隆部大弯处可见伴有皱襞集中的凹陷性病变。在胃镜检查中，在患者的胃体中段后壁处见有黏膜下肿瘤样隆起，在胃穹隆部大弯处可见伴有褶襞集中的白色凹陷。在窄带成像（NBI）放大图像中，尽管在凹陷内见有血管的极轻度的走行异常，但边界模糊。在超声内镜（EUS）检查中，在第2层～第3层见有均一的低回声区。在活体组织检查中见有非干酪性类上皮细胞样肉芽肿。PAB抗体阳性，提示可能与痤疮杆菌感染有关。在结肠镜检查和胸部CT检查中未见异常，考虑为胃结节病。

关键词 结节病 痤疮杆菌 胃癌筛查

前言

结节病（sarcoidosis）是一种原因不明的全身性肉芽肿疾病。据报道，该病患者的90%以上有肺病变，合并消化道病变的比例为1.6%。在消化道结节病中，发生在胃部的最多。因为笔者等经治了1例在20年前被诊断为肺结节病，在呼吸内科随访观察中，通过胃X线筛查发现了可能与痤疮杆菌（*Propionibacterium acnes*，*P. acnes*）有关的结节病的胃病变，故在此结合若干文献的分析讨论加以报道。

病例

患者：女，70多岁。

主诉：胃X线筛查异常。

既往史：20岁左右患过肺炎；50岁左右发现肺结节病，自发现起未接受治疗，一直在进行随访观察。在2年前接受了幽门螺杆菌（*Helicobacter pylori*，*H. pylori*）除菌疗法，确认除菌成功。

现病史：在胃X线筛查中，在胃体中段后壁发现伴有中心凹陷的透亮征，因需要进行进一步的详细检查而来本中心就诊。

入院时现症状：未发现应特殊记载的临床表现。

血液生化学表现（表1） 除WBC轻度降低（3800/μL）以及AST和T-cho轻度升高（分别为31 U/L和270 mg/dL）外，未见其他明显异常。抗幽门螺杆菌抗体值为8.7 U/mL，便中幽门螺杆菌抗原为阴性。尽管见有铁蛋白水平的升高，但

ACE、1.25-$(OH)_2$维生素D以及溶菌酶均处于正常范围。

筛查时胃X线造影表现（图1） 在仰卧位双重造影像正面位的图像中，在胃体中部后壁处可见有边界清晰的透亮征（**图1a**，黄色箭头所指处）。在放大图像中，在隆起的中心处可见浅淡的钡斑（**图1b**）。

精密胃X线造影表现（病变1） 在仰卧位双重X线造影正面位的图像中，在胃体中段后壁处见有一个10 mm大小、边界清晰的透亮征（**图2a**，黄色箭头所指处）。在隆起的内部伴有线状的钡斑（**图2b**）。

精密胃X线造影表现（病变2） 在胃上部立位第一斜位的图像中，在胃穹隆部大弯处见有伴皱襞集中的凹陷性病变（**图3a**，黄色箭头所指处）。皱襞前端可见轻度肥大，凹陷边界模糊。在凹陷的后壁侧可见由小颗粒的集簇构成的边缘隆起（**图3b**）。

上消化道内镜（esophagogastroduodenoscopy，EGD）表现（病变1） 在胃体中部后壁可见10 mm大小、平缓增高的隆起性病变（**图4a**）。在隆起的中心处见有极轻度的凹陷，伴有黏膜的集中。凹陷边界模糊，未见癌露出于黏膜表层的表现（**图4a、b**）。在窄带成像（narrow band imaging，NBI）放大图像中，尽管与背景黏膜的表面结构相比，在隆起的中心部密度降低，但其边界模糊。缺乏网络的形成、围绕腺管开口部的血管有部分较为明显（**图4c、d**）。

EGD表现（病变2） 在胃穹隆部大弯处可见伴有皱襞集中的褪色的凹陷性病变。皱襞在凹陷周围逐渐消失，在凹陷内部未见糜烂。背景为胃底腺黏膜（**图5a、b**）。在NBI放大图像中，与周围的表面结构相比，尽管在凹陷部密度稍低，但边界模糊。与病变1相同，围绕腺管开口部的血管有部分较为明显（**图5c、d**）。

超声内镜（EUS）表现 **图6a、图6b**分别为病变1和病变2的超声内镜（endoscopic ultrasonography，EUS）图像。病变1和病变2均保持在第1层，在第2层～第3层可见连续的低

表1 血液生化学检查结果

WBC	3800/μL
RBC	396×10^4/μL
Hb	12.8 g/dL
Ht	37.6%
Plt	19.8×10^4μL
TP	6.8 g/dL
AST	31 U/L
ALT	20 U/L
LDH	145 U/L
γGTP	21 U/L
T-cho	270 mg/dL
BUN	14.8 mg/dL
Cr	0.7 mg/dL
Na	143mEq/L
K	4.1 mEq/L
Cl	104 mEq/L
CEA	1.5 ng/mL
CA19-9	8.7 U/mL
抗 *H. pylori* 抗体	8.7 U/mL
PG Ⅰ	47.74 ng/mL
便中 *H. pylori* 抗原	(－)
PG Ⅰ/Ⅱ	4.2
PG Ⅱ	11.32 ng/mL
铁蛋白	144 ng/mL (4.0～64.2 ng/mL)
ACE	18.4 IU/L (7.7～29.4 IU/mL)
可溶性 IL2-R	292 U/mL
抗核抗体	小于40
PR3-ANCA	1.0<U/mL (小于3.5 U/mL)
MPO-ANCA	1.0<U/mL (小于3.5 U/mL)
1.25-$(OH)_2$维生素D	47 pg/mL (20～60 pg/mL)
溶菌酶	5.0 μg/mL (4.2～11.5 μg/mL)

注：( ) 中的数值为标准值。

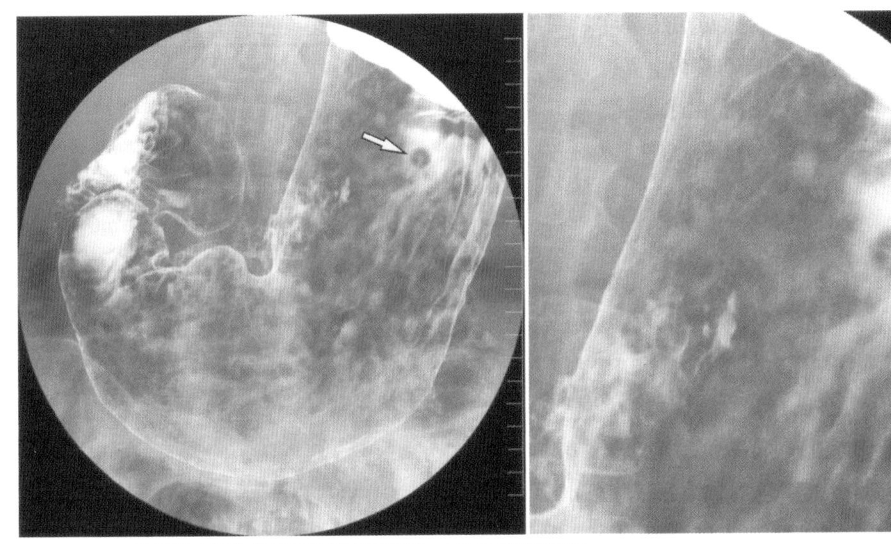

a	b

图1 仰卧位双重造影像正面位（胃 X 线筛查时）
a 在胃体中部后壁处见有边界清晰的透亮征（黄色箭头所指处）。
b 在放大图像中，在隆起的中心处可见浅淡的钡斑。

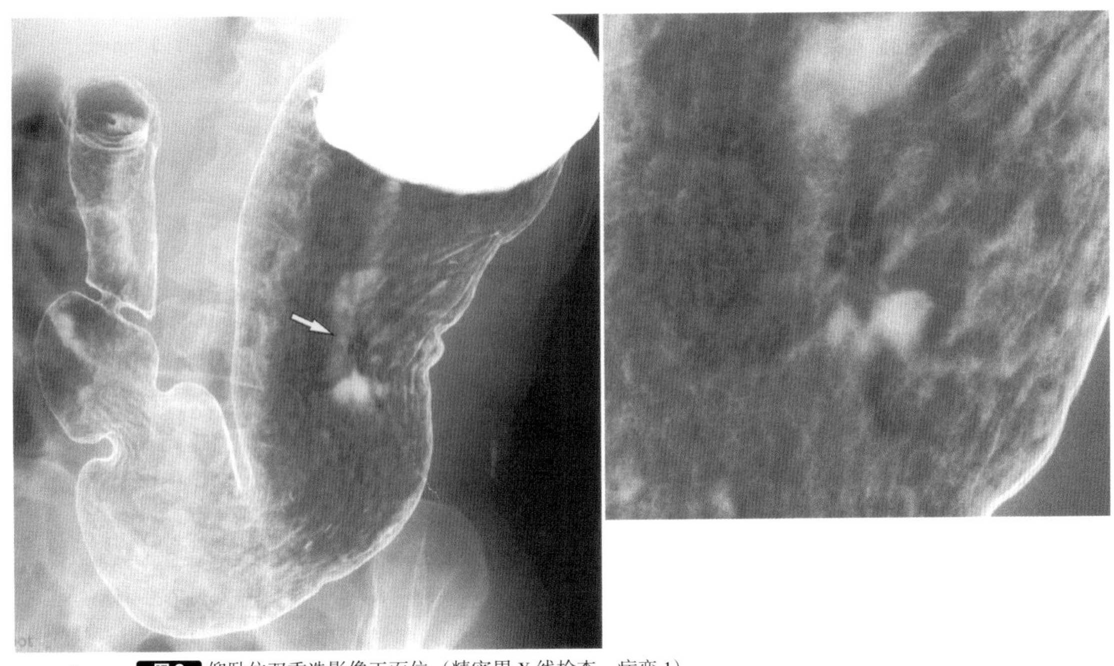

a	b

图2 仰卧位双重造影像正面位（精密胃 X 线检查，病变 1）
a 在胃体中部后壁处见有 10 mm 大小、边界清晰的透亮征（黄色箭头所指处）。
b 在隆起的内部伴有线状的钡斑。

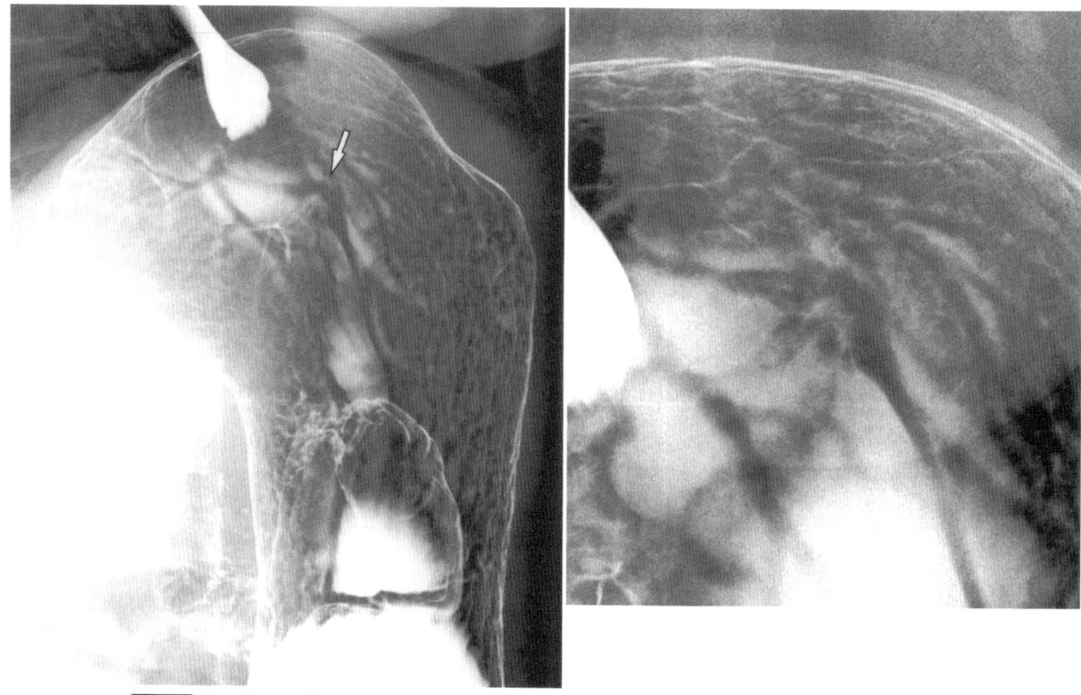

a | b

图3 胃上部立位第一斜位（精密胃X线检查，病变2）

a 在胃穹隆部大弯处见有伴皱襞集中的凹陷性病变（黄色箭头所指处）。皱襞前端见有轻度肥大，凹陷边界模糊。

b 在凹陷的后壁侧见有由小颗粒的集簇构成的边缘隆起。

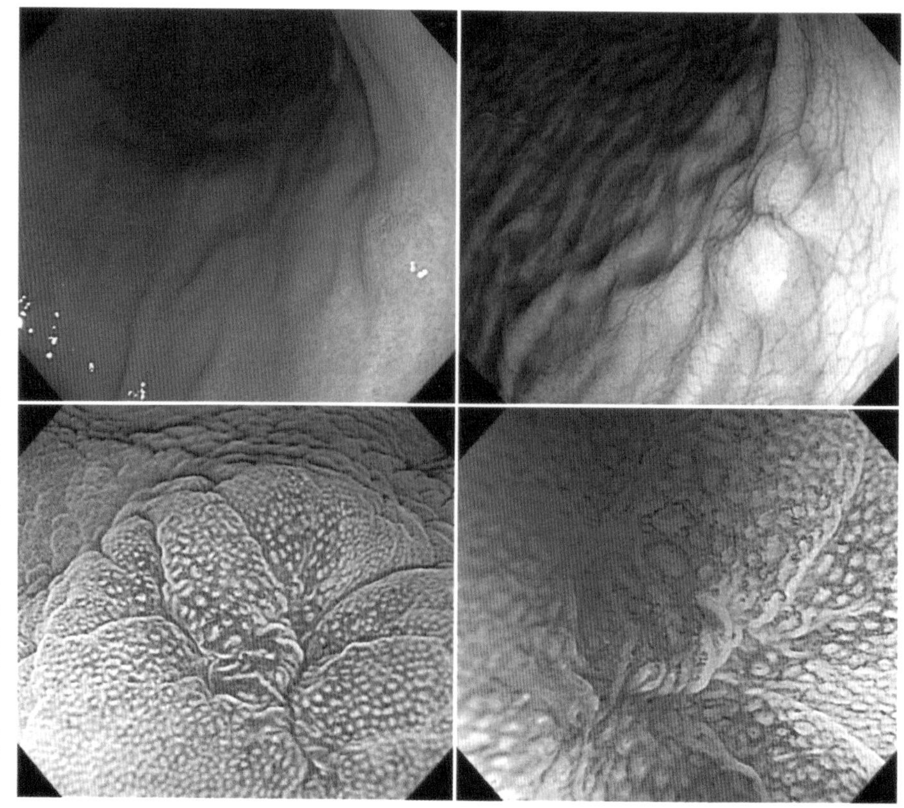

a | b
c | d

图4 EGD表现（病变1）

a 白光观察图像。在胃体中部后壁见有10 mm大小、平缓增高的隆起性病变。

b 靛胭脂染色像。在隆起的中心处见有极轻度的凹陷，伴有黏膜的集中。凹陷边界模糊。

c,d NBI联合放大图像。围绕腺管开口部的血管有部分较为明显。

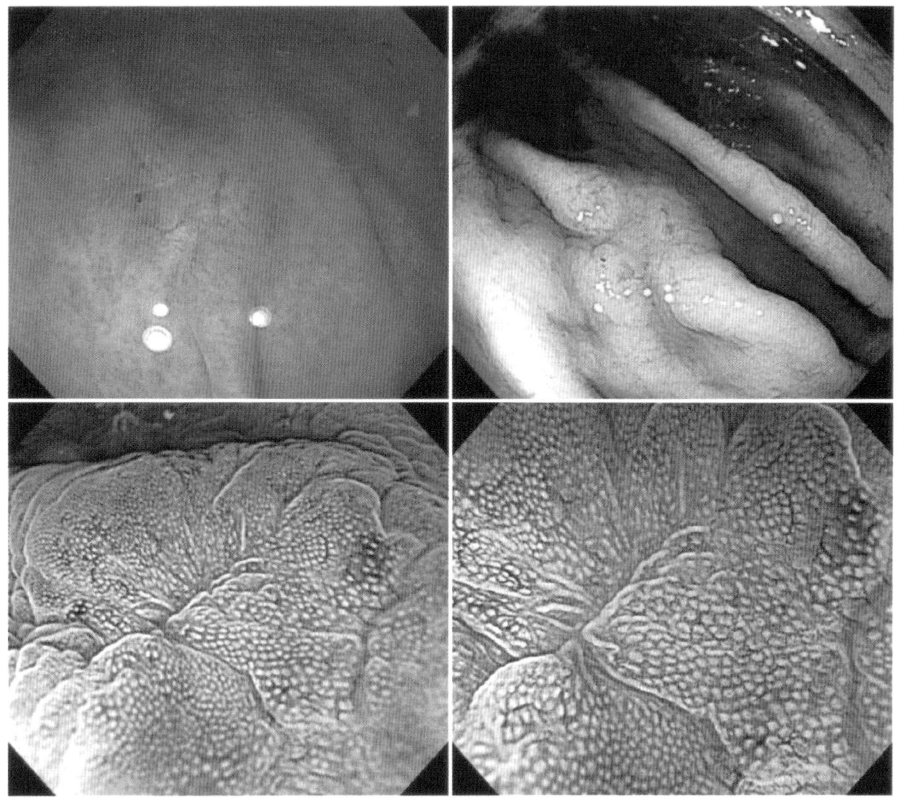

图5 EGD表现（病变2）
a 白光观察图像。
b 靛胭脂染色像。在胃穹隆部大弯处见有伴皱襞集中的褪色的凹陷性病变。
c,d NBI联合放大图像。围绕腺管开口部的血管有部分较为明显。

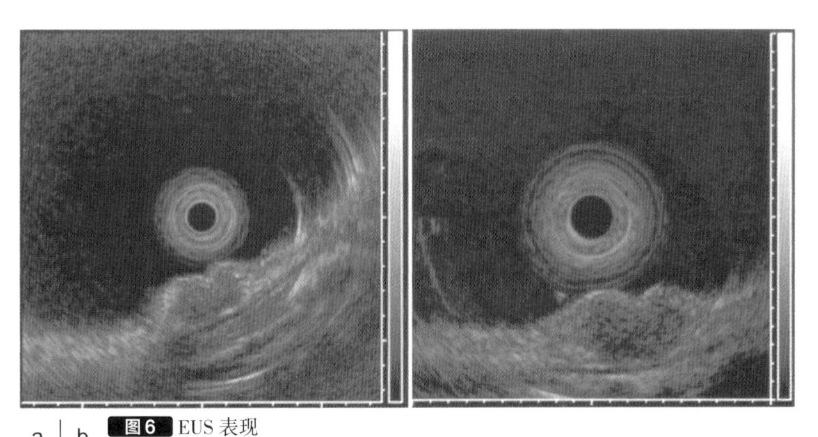

图6 EUS表现
病变1（**a**）和病变2（**b**）均在第2层～第3层见有连续的低回声区，内部回声基本是均一的。

回声区，内部回声基本是均一的。

活检组织诊断（病变1和病变2，图7） 从胃底腺黏膜的表层至深部侧可见淋巴细胞浸润明显的不规则形的肉芽肿（**图7a、c**，黑色箭头所指处）。为无干酪坏死的类上皮细胞样肉芽肿，混杂有多核巨细胞（**图7b、d**）。可以观察到数个大小达380 μm的肉芽肿。

P. acnes **特异性单克隆抗体（PAB抗体）免疫染色及抗酸菌免疫染色结果** 病变1和病变2的位于胃活检标本中的肉芽肿全部见有PAB抗体阳性表现。可以观察到在类上皮细胞内和巨细胞内有大小不同的小型小体（**图8a、b**，红色

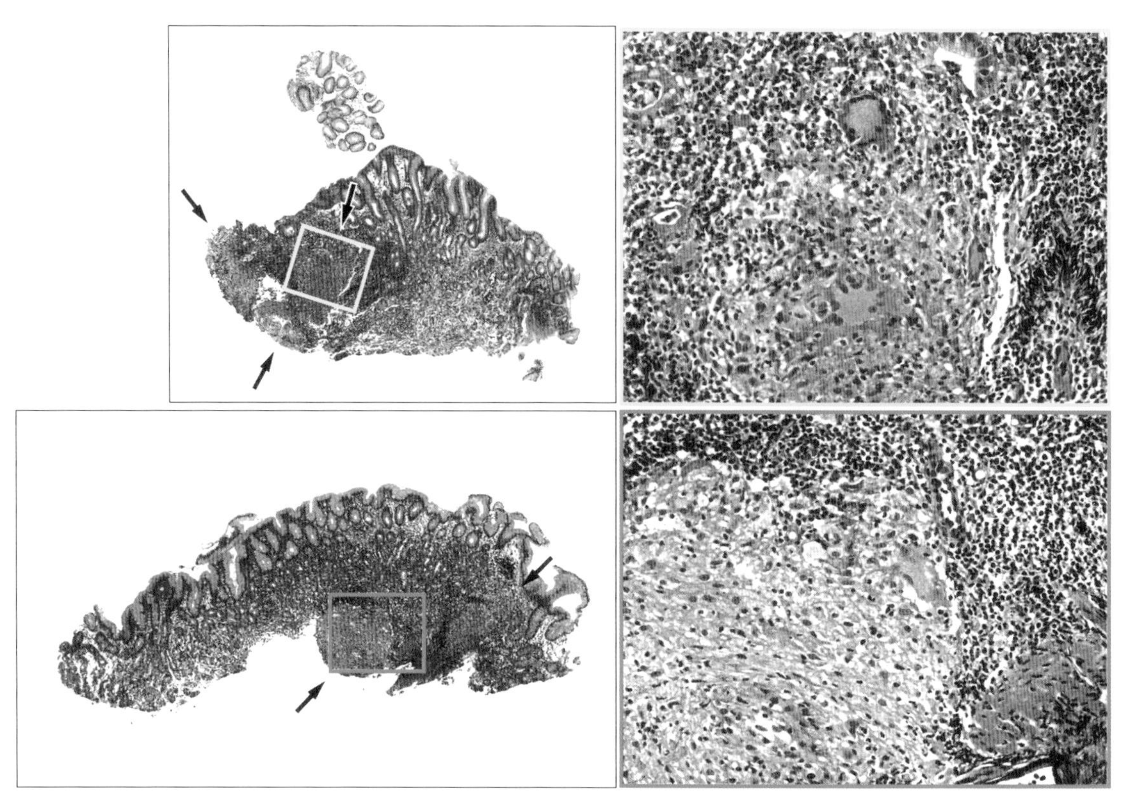

a	b
c	d

图7 组织病理学表现（病变1）
a,b 为病变1的组织病理学表现。**b** 为 **a** 的黄色方框处放大图像。
c,d 为病变2的组织病理学表现。**d** 为 **c** 的绿色方框处放大图像。
在 **a**、**c** 中，在胃底腺黏膜处可见淋巴细胞浸润明显的未成熟的肉芽肿（黑色箭头所指处）。在 **b**、**d** 中，可见无坏死的小型类上皮细胞样肉芽肿，混杂有多核巨细胞。

箭头所指）。抗酸菌免疫染色呈阴性（**图8c、d**）。

其他表现 在从靠近胃体上部后壁大弯的2处白色凹陷（红色圆圈处、蓝色圆圈处）和胃体下部大弯处的白色凹陷（绿色圆圈处）取材的活检中同样见有类上皮细胞样肉芽肿（**图9**）。在结肠镜检查中未发现异常；在胸部CT检查中，只发现在右肺有与结节病无关的粒状影和支气管扩张表现。在胃以外的部位未发现提示结节病的异常表现。

讨论

在胃部见有肉芽肿的肉芽肿性胃炎（granulomatous gastritis, GG）占全部胃炎病例的0.08%～0.35%，是一种罕见的疾病。GG的发病原因涉及多个方面，大致可分为伴于结核和梅毒、幽门螺杆菌感染等感染性疾病的、伴于克罗恩病和结节病等系统性疾病的、伴于肿瘤和异物等作为机体反应而出现的、伴于血管炎的等情况。

结节病是一种原因不明的全身性肉芽肿疾病，推测是由于对其有疾病易感性的宿主被暴露于某种致病微生物或抗原物质的环境中而发病。据报道，该病90%以上的患者有肺病变；消化道病变中有在食管、胃、小肠、阑尾、大肠、直肠发现病变的报道，其中在胃最多，大肠其次。在日本报道的98例胃结节病患者的平均年龄为45.4岁（15～82岁）；虽然病变轻微的患者没有症状，但根据肉芽肿存在的部位和病变数目的不同，也有引起溃疡化和管腔狭窄的情况，还有引起吐血和心绞痛的报道。本病例是在20年前被

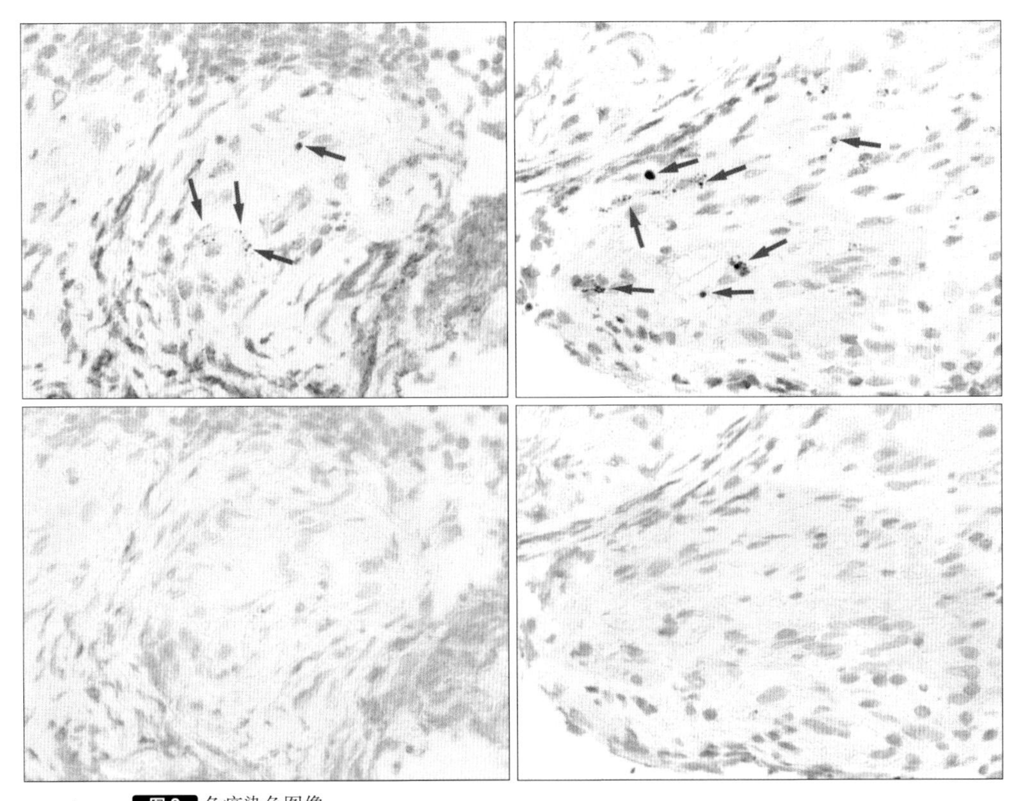

a	b
c	d

图8 免疫染色图像

a,b 病变 1（**a**）、病变 2（**b**）的 PAB 抗体免疫染色图像。**a** 和 **b** 均在类上皮细胞内和巨细胞内见有大小不同的小型小体。位于胃活检标本内的肉芽肿全部见有 PAB 抗体阳性表现。

c,d 病变 1（**c**）、病变 2（**d**）的抗酸菌免疫染色图像。抗酸菌免疫染色呈阴性。

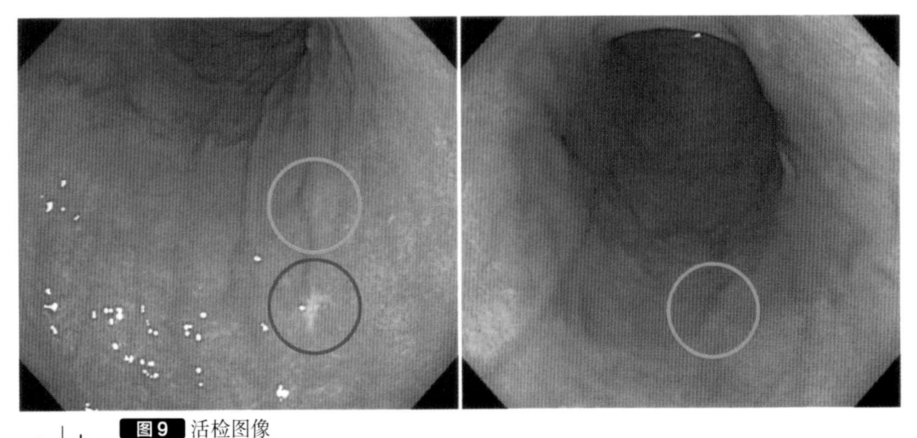

a	b

图9 活检图像

a 在取材自靠近胃体上部后壁大弯处的 2 处白色凹陷（红色圆圈处、蓝色圆圈处）的活检中见有肉芽肿。

b 在取材自胃体下部大弯处的白色凹陷（绿色圆圈处）的活检中见有类上皮细胞样肉芽肿。

诊断为肺结节病，在呼吸内科随访观察中虽然无症状，但在胃 X 线筛查中发现有异常。

结节病的胃病变的内镜表现有多发性溃疡、糜烂、硬性黏膜肥厚、硬化、结节性隆起性病变等。表现是多种多样的而非特异性的，仅从影像学表现很难诊断为结节病的胃病变。本病例呈需要与黏膜下肿瘤（submucosal tumor, SMT）样隆起和未分化的0–Ⅱc型相鉴别的白色凹陷和溃疡瘢痕样的表现，与现有报道同样，呈现多种多样的肉眼表现形态。另外，在NBI放大内镜表现中，其呈现出比周围的胃底腺黏膜密度稍低的表面结构，尽管在一部分见有细血管的异常，但边界不清晰，缺少提示上皮性肿瘤的表现。据报道，结节病的胃病变的肉芽肿可以存在于从黏膜到浆膜下层的全部的层中。本病例的活检组织标本一直采集至黏膜肌层。根据EUS表现，在活检组织标本中，在黏膜深部侧为主的黏膜深部到黏膜下层见有肉芽肿。根据以上分析，笔者认为肉芽肿尽管存在于黏膜深部至黏膜下层，但由于体积不大，仅反映出表层上皮略微被拉伸，血管的异常也是极轻度的。

在上消化道内镜检查中，从胃体中段后壁处的SMT样隆起（病变1）、胃穹隆部大弯处伴有皱襞集中的白色凹陷（病变2）、胃体上部后壁处的2处白色凹陷以及胃体下部大弯处白色凹陷共5处，各取材1个进行活检，在全部活检样本中均发现了非干酪性类上皮细胞样肉芽肿。据报道，在从溃疡底部和溃疡边缘取材的活检中有时也不能观察到肉芽肿，为了进行病理组织学诊断，从多个部位取材进行活检是有用的。在本病例的所有活检样本中均发现有肉芽肿。笔者认为，由于在本病例中是不伴有开放性溃疡的病变，因此在所有的活检中都能够检出肉芽肿。

痤疮杆菌（*P. acnes*）是唯一能够从结节病病变部位分离培养出的微生物，通过DNA检测几乎100%能被检出。可被用于检出结节病病变内的痤疮杆菌的抗体有PAB抗体和破伤风免疫球蛋白（tetanus immunoglobulin, TIG）抗体等。当进行胃活检标本的PAB抗体免疫染色、抗酸菌免疫染色时，在胃活检中可见的所有肉芽肿均呈PAB抗体阳性、抗酸菌免疫染色阴性。笔者认为，在本病例中也提示与痤疮杆菌有关。另外，丸山先生等提出：在肉芽肿性胃炎的鉴别诊断的流程图中，在幽门螺杆菌阴性的情况下，若PAB抗体呈阳性，要考虑为局限性结节病。本病例在胸部CT检查及结肠镜检查中均未检查出肉芽肿，因为只在胃活检标本中发现的肉芽肿对PAB抗体呈阳性，所以按照肉芽肿性胃炎的鉴别诊断的流程图认为是结节病的胃病变。

结语

在本文中，报道了1例通过胃癌筛查发现的、呈多种肉眼表现形态的结节病的胃病变。

致谢

谨向帮助进行PAB抗体免疫染色的东京医科齿科大学研究生院人体病理学教授江石义信先生表示由衷的感谢。

参考文献

[1] Morimoto T, Azuma A, Abe S, et al. Epidemiology of sarcoidosis in Japan. Eur Respir J 31:372-379, 2008
[2] Genta RM, Graham DY, Dixon MF, et al (eds). Granulomatous Gastritis. Lipincott Williams & Wilkins, Philadelphia, 1999
[3] 丸山保彦, 景岡正信, 大畠昭彦, 他. 肉芽腫を認める上部消化管疾患. 胃と腸 51:1418-1429, 2016
[4] 江石義信. 呼吸器疾患の分子疫学－サルコイドーシスとアクネ菌. 日内会誌 92:1182-1189, 2003
[5] 小林浩子, 齋藤桂悦, 引地拓人, 他. サルコイドーシスの消化管病変の特徴. 胃と腸 51:1453-1457, 2016
[6] 東俊太朗, 西山仁, 峯彩子, 他. 非腫瘍性疾患：サルコイドーシス. 胃と腸 50:792-794, 2015
[7] 小沼一郎, 山田聡, 大原麗, 他. 胃サルコイドーシスの1例. 胃と腸 37:227-232, 2002
[8] 中原束. スキルス胃癌と鑑別を要する非腫瘍性疾患—サルコイドーシス. 胃と腸 45:515-520, 2010
[9] 稲葉良彦, 高橋寛, 千野昌子, 他. 消化管サルコイドーシス. 胃と腸 38:634-638, 2003
[10] 江石義信. サルコイドーシスの疾病発生機構. 心臓 43:1168-1172, 2011

Summary

Gastric Sarcoidosis Associated with *Propionibacterium acnes* Detected by Gastric Cancer Mass Screening, Report of a Case

Tetsuro Yamazato[1], Yosuke Iriguchi, Jyoji Oda, Masaru Mizutani, Satoshi Takayanagi, Yasuhiro Tomino, Hidetoshi Omura, Daisuke Kishi, Akihiko Yamamura[2], Tozo Hosoi[1]

A 70-year-old woman presented with a clinical history of a gastric lesion to our center. She had pulmonary sarcoidosis 20 years ago. Radiological studies revealed a slightly elevated lesion at the middle aspect of the posterior gastric wall. In addition, a depressed lesion causing interruption of gastric folds was found at the greater curvature side of the fornix. Gastric endoscopy revealed a slightly elevated lesion at the middle gastric body and a depressed lesion causing interruption of folds at the grater curvature side of the fornix. Magnifying endoscopy with narrow-band imaging showed slight abnormality of the gastric blood vessels. Endoscopic ultrasound revealed a low echoic lesion at layers 2 and 3. Small non-caseating epithelioid cell granuloma lesion was found on biopsy. Immunohistochemical staining with *Helicobacter pylori* AB antibody showed positive granules in granulomas of gastric mucosa. No lesion was found on chest CT and colonoscopy. This case was eventually diagnosed as gastric sarcoidosis.

---

[1] Department of Gastroenterology, Tokyo Metropolitan Cancer Detection Center, Tokyo

[2] Department of Pathology, Tokyo Metropolitan Cancer Detection Center, Tokyo

编辑后记

八尾 隆史 顺天堂大学研究生院医学研究科人体病理病态学

在《胃与肠》系列图书中，以直肠部肛门病变为主题的图书中，本书已是第5本，但正如松田先生在序言中所提到的那样，目前消化内科医生对肛门病变的诊疗好像尚未充分进行。在上一次2010年出版的书中，曾详细介绍了直肠肛门的解剖结构、诊察法、检查法、病变的鉴别诊断和临床病理学特征，在本书中尽管有内容上的重复，但也加有新的见解，这是以使消化内科医生对直肠肛门病变的诊疗产生浓厚兴趣为目的而编辑的一本书。

本书中，别府医生等就更容易理解和容易适应的解剖和实用的诊察法进行了介绍。稻次医生等介绍了肿瘤性病变，特别是对肉眼可见的肛门肿瘤性病变，展示了许多令人印象深刻而有趣的肉眼表现的图像。关于炎症性疾病，太田医生等特别展示了克罗恩病肛门病变的许多肉眼表现的图像，并详细介绍了鉴别诊断的要点和治疗法。

儿玉医生等通过收集、分析80例罕见的肛瘘癌，阐明了其临床病理学特征及其与普通的结直肠癌之间的主要的不同，并且还进一步提示了其肉眼表现和组织学特征之间的关系以及分子生物学特征。但是，现在的分析还不能说是很充分，希望今后通过进一步阐明肛瘘癌的组织发生和详细的病况，做到早期发现、早期治疗。

虽然常常有将肛瘘的切除标本提交病理检查，会被问到有无克罗恩病表现的情况，但作者认为一般情况下仅停留在记载肉芽肿的有无。作者虽然也曾不熟悉克罗恩病肛门病变的组织学表现，但最近通过经治多个病例，已经理解了克罗恩病肛门病变的特征。我确信，通过把克罗恩病肛门病变的组织学图像在书中披露，读者也会对克罗恩病肛门病变的特征有更深的理解。

此外，本书特别重视各种病变的图谱式展示。对疾病的概念、形态特征、鉴别诊断的要点等，在图像展示的同时给予简洁明了的说明，便于掌握各疾病的概要。

在本书的编辑上，为了展示给读者不同视角的内容和新的见解，在作者的选定和内容的构成上等多个方面下了很多功夫，以使读者能够全面学习直肠肛门的重要疾病。希望通过本书的学习，能够提高消化内科医生对肛门直肠病变诊疗的兴趣，提高诊疗的水平。